아픈 사람의 99%는 장누수다

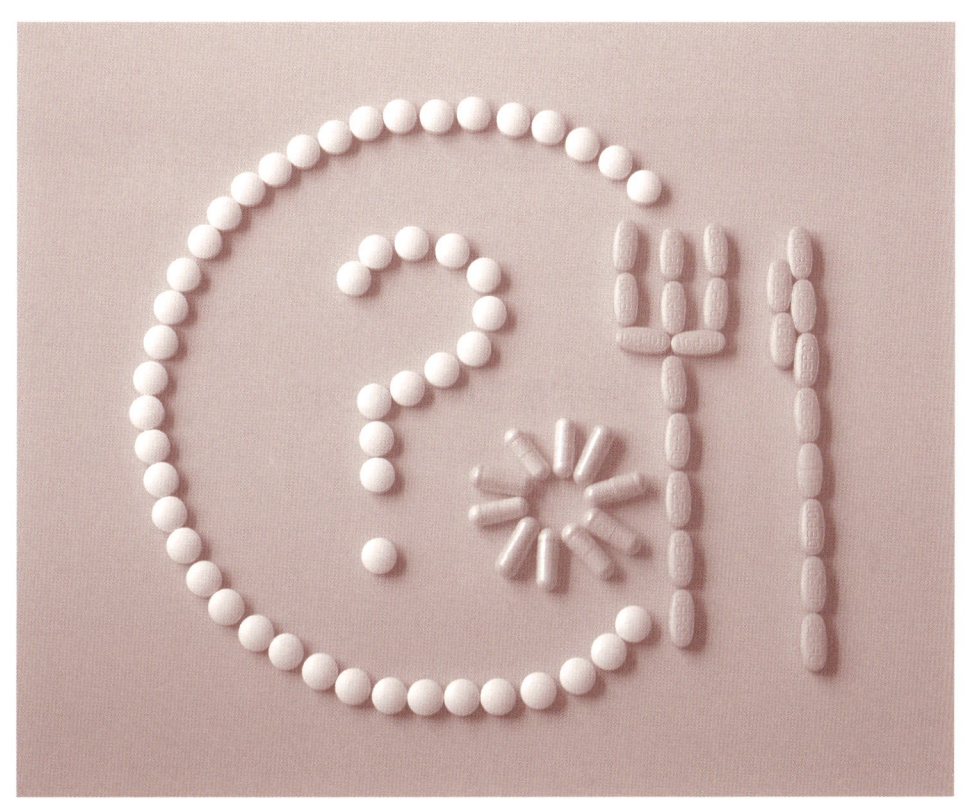

강신용 지음

장누수를 막지 못하면
어떤 병도 고칠 수 없다!

아픈 사람의 99%는 장누수다

내몸사랑
연구소

프롤로그

왜 '장누수'를 잡아야 하는가?

몸이 만신창이가 된 사람이 찾아왔습니다. 온갖 약을 다 먹어보고 좋다는 것은 다해봤지만 오히려 더 심해졌다고 호소합니다. 처음엔 소화가 잘 안 되기 시작했고 두통과 복통은 물론 자도 자도 피곤하고 온몸이 아프다고 말합니다. 세상에 이 모든 증상을 모두 치료할 수 있는 약이 있을까요? 그런 만병통치약은 세상에 존재하지 않을 것입니다. 그런데 왜 우리 몸은 이렇게 한꺼번에 여러 곳에서 아픈 증상이 나타나게 되는 걸까요? 정말 우리의 몸은 갑자기 문제가 생기는 걸까요?

필자는 이 책을 통해 전신질환의 도미노를 일으키는 '장누수'에 대해 이야기를 해보려 합니다. 장누수는 말 그대로 우리의 장에 구멍이 나서 누수가 생기는 증상을 뜻합니다. 장 속에서 생긴 여러 자극으로 인해 장벽에 염증이 생겨 구멍이 나거나, 장벽이 열린 상태가 지속된다면 우리 몸에는 어떤 일이 벌어질까요? 채 다 소화되지 못하고 장을 통과한 음식물 조각들은 우리 몸에 독소로 작용하게 될 것입니다. 이 독소들은 혈류를 따라 몸 이곳저곳을 돌아다니다 인체에 가장 약한 부분부터 시작하여 동시다발적으로 염증을 일으키게 되고, 그것이 곧 각종 전신질환으로 이어지게 됩니다. 필자는 이를 '전신질환의 도미노'라고 부릅니다.

이 상태가 지속되면 한 가지 질병이 아니라 여러 질병이 동시에 나타나기도 합니다. 필자를 찾아온 위 사례 환자처럼 몸의 여러 곳이 동시에 아파 결국 심리적, 정신적 질병으로 이어지기도 합니다. 몸이 이 정도가 되기까지 많은 병원들을 전전하지만 결국 치료방법을 찾지 못한 채 포기하는 경우도 허다합니다. 이 모든 증상을 단번에 치료할 수 있는 약은 존재하지 않겠지만, 필자는 적어도 이러한 증상의 대부분은 '장누수' 치료를 통해 막을 수 있다고 생각합니다. 여성질환, 소화기질환, 피부질환, 뇌질환, 난치성질환, 자가면역질환… 등 각기 다른 질환들로 고통을 호소하던 환자들이 장누수 치료를 통해 조금씩 조금씩 증상이 완화되다 결국 완치되는 사례를 수없이 보았기 때문입니다.

수많은 병원, 각종 진료과를 전전하며 고통을 받던 사람들도 장누수를 치료한 후 놀랍게 호전을 보였습니다. 도저히 나을 수 없을 거라고 생각하는 사람들도 장누수를 치료하면서 완치가 되었습니다. 장누수는 결코 현대 의학으로는 육안으로 판단하거나 진단할 수 없습니다. 하지만 이미 미국과 여러 해외 논문과 연구 발표를 통해 장누수가 인간의 질병에 미치는 영향에 대해 속속 밝혀지고 있습니다. 장누수를 치료하거나 장누수 관리를 통해 수많은 환자들의 병이 나았고 또 예방되었다는 결과가 나오고 있습니다. 그러나 아직 우리나라는 장누수 치료에 대해 적극적이지 않은 것이 사실이며, 인식조차 잘 되어 있지 않은 현실입니다.

그렇다면 우리 몸이 장누수 상태인지는 어떻게 알 수 있을까요? 흔히 우리가 '소화가 잘 안 된다'고 느끼는 증상이 장누수의 최초 신호라 해도 과언이 아닙니다. 하지만 많은 사람들이 이 신호를 무시한 채 몸을 방치해둡니다. 결국 증상이 악화되었을 때 병원을 찾지만 우리 몸은 일시적인 처방만으로는 나을 수 없을 정도로 심각해진 경우가 대부분입니다. '소화가 잘 안 된다'거나 '피로가 심하다' '지속적으로 같은 통증이 일어난다' '몸이 전과 다르다'는 등의 가벼운 증상이 나타날 때, 장누수를 의심하고 바로 치료에 들어가야 심각한 질병으로부터 몸을 보호할 수 있습니다.

아무리 좋은 영양제나 보약을 먹어도 장누수가 일어난 상태라면 비싼 돈을 변기로 흘려보내는 것과 같습니다. 아픈 증상을 완화하기 위해 처방받은 약은 일시적 효과가 있을지 모르지만 장기적으로는 병을 더 악화시킬 뿐입니다. "제발 좀 안 아프게 해달라."고 아무리 고통을 호소해도 근본적인 해결을 할 수 없습니다. 방법은 하나, '장누수를 막는 것'밖에는 없습니다.

어릴 적 허약했던 제가 의사가 되고 현재 건강한 몸을 유지하며 살게 되기까지는 습관의 변화와 의식의 전환이 따라야 했습니다. '장벽이 새는 현상'인 '장누수' 또한 여러분이 지금껏 알고 있던 건강에 대한 상식의 틀과 일반적인 생각을 깨거나 혹은 넘어서는 이야기일 수 있습니다. 그러나 이 책은 여러 나라에 걸쳐 연구한 '장누수' 관련 자료들을 바탕으로 필자가 직접 환자들을 치료하며 얻은 정보와 치료 노하우, 사례 등을 담고 있습니다. 필자가 몸담고 있는 한의원에서 유일하게 시행하고 있는 장누수 치료법을 조금이라도 더 담아내어 여러분의 건강에 도움이 되기 위해 노력했습니다.

장은 제2의 뇌라고 말할 만큼 우리 몸에서 중요한 역할을 담당합니다. 장을 살리고 회복하는 것은 곧 우리의 뇌와 몸을 회복하는 일이 될 것입니다. 직접적인 통증으로 나타나지는 않지만 지금 이 순간에도 현대인들이 받는 스트레스와 나쁜 식습관으로 우리의 장벽은 뚫리고, 틈이 벌어져 몸속에 염증을 일으키고 있습니다. 장누수를 막지 않으면 병은 결코 치료될 수 없을 것입니다.

이 책을 통해 가능한 한 많은 사람들이 장의 중요성을 깨닫고 건강한 삶을 회복하는 데 도움이 되기를 바랍니다. 더불어 아픈 몸과 정신적 고통으로 힘든 모든 사람들에게 작은 위로가 되는 책이 되기를 바랍니다.

- 강신용

목차

프롤로그 4

들어가며 13

PART 1 장이 살아야 내 몸이 산다

장은 음식물을 소화, 영양흡수, 독소 및 노폐물을 배출한다 20 | 장은 우리 몸의 면역을 70% 좌우한다 20 | 장은 우리 몸의 대사를 조절한다 23 | 장은 우리의 감정을 조절한다 24 | 우리 몸의 건강을 좌우하는 제2의 유전자 장내세균의 비밀 26 | 유익균 VS 유해균 28 | 산모의 장 건강이 아이의 장 건강을 결정한다 31 | 유년시절 장 건강이 평생의 건강을 좌우한다 34

PART 2 장누수란 무엇인가?

- 장누수의 정의 39
- 장누수는 어떤 과정을 통해 일어날까? 43
  장누수를 통해 우리 몸에 침입하는 독소들 44 | 지금 아프다면, 당신은 장누수다 46
- 누구도 장누수의 위험성을 알려주지 않는다 48
  현대인의 장은 24시간 새고 있다 50 | 장누수가 보내는 신호들 52 | 다양한 장기

에서 동시에 전신질환을 일으키는 장누수의 위험성 53 | 장누수의 시작으로 도미노처럼 번져나간 질병들을 바로잡다 55 | 십수 년을 괴롭히던 지긋지긋한 질병들에서 벗어나다 57
- 부록: 장누수 자가진단표 59

PART 3 장누수의 원인은 무엇일까?

- 모든 병의 근원적인 원인은 염증이다 66

  침묵의 살인자, 염증 70 | 염증이 장누수를 만들고, 장누수가 염증을 만든다 75

- 음식이 장누수를 만든다 77

  심각한 전신질환의 주범, 글루텐과 렉틴 78 | 칸디다균이 살기 좋은 환경을 만드는 차가운 음식 84 | 장내세균 불균형을 만드는 고지방 음식 85 | 몸의 보호 장벽을 얇게 만드는 유화제 87 | 장을 활짝 열어 독소를 마구 유입하는 알코올 89 | 장에 염증을 만드는 유제품 속 카제인 91 | 유해균들이 가장 좋아하는 먹잇감인 액상과당, 설탕, 아스파탐 92 | 몸에 들어와 독소로 돌변하는 각종 식품첨가물 100 | 균형이 무너지면 불리하게 작용하는 불포화지방산 106 | 내 몸을 망치는 괴물, 트랜스지방 108

- 위산저하가 장누수를 만든다 112

- 장내세균 불균형이 장누수를 만든다 115

  장내세균 불균형은 왜 생기는 것일까? 119 | 장누수를 막으려면 장내세균 불균형부터 잡아야 한다 121 | 엄마의 배 속에서부터 결정되는 장내세균의 구성 124

- 약물이 장누수를 만든다 130

  내 몸을 살리기도 하고 죽이기도 하는, 항생제 131 | 진통을 막기 위해 더 큰 진통을 만들어내는, 진통소염제(NSAID) 133 | 소화기능에 역효과를 가져오는, 위산분비억제제 136 | 근육통과 당뇨병을 가져오는, 스타틴(항고지혈증제) 138 | 각종 염증성

질환의 근원, 피임약 140
- 스트레스가 장누수를 만든다 141
  소화에 치명적인 스트레스 143

PART 4 장누수가 전신질환을 만든다

- 결국 만성질환으로 이어지는 무서운 '소장내 세균과다증식(SIBO)' 152
- 장누수가 위장질환을 만든다 156
  역류성식도염은 우리 몸의 소화체계가 무너지고 있다는 신호다 158 | 스트레스로 인한 장기의 기능저하가 소화불량(담적)을 일으킨다 163 | 장의 염증이 장운동을 바꾸어 과민성장증후군을 유발한다 164 | 염증성장질환(크론병, 궤양성대장염) 167
- 장누수가 뇌질환을 만든다 169
  염증 유발로 인해 뇌질환이 생기는 경우 173 | 신경전달물질의 생산이 저하되어 뇌질환이 일어나는 경우 177
- 장누수가 자가면역질환을 만든다 182
- 장누수가 알레르기질환을 만든다 190
  장누수와 알레르기의 악순환 고리를 끊어야 한다 195
- 장누수가 만성피로와 섬유근육통(만성통증)을 만든다 197
  몸이 무겁고 머리를 흐리게 만드는 만성피로증후군 198 | 원인 모를 다양한 통증으로 삶의 질을 떨어뜨리는 섬유근육통 204
- 장누수가 비만을 만든다 209
  장누수는 어떻게 비만을 만드는가 211
- 장누수가 여성질환을 만든다 221
  모든 여성질환의 주요 원인, 에스트로겐 우세증 226 | 장누수는 에스트로겐 우세증의 주범 228

- 장누수가 피부질환을 만든다 233

  장 염증이 피부장벽을 무너뜨린다 240 | 독소를 잡아야 피부질환을 잡을 수 있다 241

- 장누수가 이명을 만든다 243

PART 5 장누수를 치료하면 평생 건강하게 살 수 있다

- 0단계. 장누수 이해하기 251
- 1단계. 해독(Reset) 253

  모든 병의 치료 전에 해독을 해야 하는 이유 254 | '해독'의 진짜 의미 257 | 우리 몸의 해독 시스템을 부활시키자 259

- 2단계. 소화기능 정상화(Replace) 270
- 3단계. 장벽 복구하기(Recovery) 274

  한방으로 치료하는 장누수 275

- 4단계. 장내세균 균형 만들기(Repopulate) 286

  우리의 건강을 좌우하는 장내세균의 균형 287

- 5단계. 식이와 생활습관 바꾸기(Refresh) 291

  음식만 바꾸어도 몸이 달라진다 292 | 장이 좋아하는 생활습관 305 | 질병의 악순환을 막는, 스트레스 관리 313

- 부록: 장누수 검사 317

에필로그 324

들어가며

"현대인이 겪고 있는 수많은 질병들이 장누수로 인해 일어난다."
– 크리스 크레시, 뉴욕타임즈 베스트셀러《여러분만의 팔레오 코드》저자

"내가 만난 환자들은 대부분 심각한 장누수 문제를 앓고 있었다. 다른 치료로는 효과가 없던 병이 장누수 치료를 통해 완쾌되는 결과를 보았다."
– 마크 하이먼 박스, 뉴욕타임즈 베스트셀러 8회 달성 작가

아마 대부분의 독자들에게 '장누수'라는 말이 생소할 듯하다. 최근 '새는 장 증후군'이라는 말로 약간의 화두가 되어 매체를 통해 소개되긴 했지만, 여전히 장누수에 대해 자세히 아는 사람은 많지 않다. 장누수는 실제로 질병에 있어 심각한 원인으로 작용하지만 의학계에서는 이 사실을 간과하고 있기 때문이다. 하지만 질병의 숨겨진 원인을 찾던 미국의 일부 전문가들이 장누수에 대한 깊은 연구 끝에 최근 장누수의 영향에 대해 의학계에 알리기 시작했다. 뉴욕타임즈의 건강 베스트셀러 작가들이 '장누수'와 관련된 글을 써서 이슈가 되기도 했다.

2000년 전 히포크라테스가 "모든 질병은 장에서 시작한다."고 했을 정도로 장은 우리 몸에서 매우 중요한 역할을 한다. 장이 건강하면 질병 없는 건강한 삶을 살 수 있지만 장 건강이 무너지면 질병 도미노가 시작된다. 그런데 안타깝게도 장 건강을 잘 유지하고 있는 사람은 극소수이다. 현대인의 서구화된 식생활과 스트레스, 약물 남용 등에 의해 극도의 위험 앞에 놓인 우리의 장. 그야말로 구멍이 뚫릴 위기에 처했다. 필자는 이러한 상황 속에서 현대인에게 가장 필요한 것은 바로 질병의 '근원적 치료'라는 점에 집중하면서 만성질환자들을 치료해왔고, 수많은 성공 경험을 통해 비로소 '장누수'가 그 근본적 원인이라는 점을 알게 되었다.

  모든 병의 근원이자 치료의 핵심인 장 건강. 이제부터 우리의 장을 어떻게 장누수로부터 지킬 수 있을지, 이 책을 통해 함께 알아보고자 한다.

PART **1**

장이 살아야
내 몸이 산다

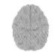
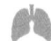

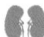

- 장은 음식물을 소화, 영양흡수, 독소 및 노폐물을 배출한다
  - 장은 우리 몸의 면역을 70% 좌우한다
  - 장은 우리 몸의 대사를 조절한다
  - 장은 우리의 감정을 조절한다
- 우리 몸의 건강을 좌우하는 제2의 유전자 장내세균의 비밀
  - 유익균 vs. 유해균
  - 산모의 장 건강이, 아이의 장 건강을 결정한다
  - 유년시절 장 건강이 평생의 건강을 좌우한다

모든 병은 장에서 시작된다. 장이 뚫리면 방어선이 뚫려 몸 곳곳에서 질병이 시작된다. 건강을 지키려면 건강한 장을 유지하면서, 장누수를 예방하는 것이 매우 중요하다.

하지만 잦은 회식, 바쁜 일상에 둘러싸인 현대인들은 알코올 섭취와 야식, 간단하게 먹을 수 있는 가공식품, 무분별한 약물 남용에 노출되어 있다. 게다가 급성 혹은 만성 스트레스와 수면장애로 우리의 장은 끊임없이 고통받고 있다. 이 모든 요소들이 우리의 몸을 망가뜨리고 있지만 그 심각성을 자각하기는 힘들다. 무지함과 무관심 속에서 우리 몸의 근간이 되는 장은 만신창이가 되고 있다.

장은 인체를 침범하는 외부 물질이 가장 많은 곳이며 우리 몸의 면역세포의 70%가 집결되어 있다. 장은 온 몸의 세포 및 조직들과 네트워크를 이루며 끊임없이 소통한다. 따라서 장 환경이 나쁘면 모든 병이 시작되며, 장 건강만 제대로 지켜도 건강한 삶을 누릴 수 있다. 이것이 우리가 장에 대해 공부해야 하는 이유이다. 그렇다면 장은 어떤 일을 할까?

장은 음식물을 소화, 영양흡수, 독소 및 노폐물을 배출한다

우리가 음식을 먹은 후 섭취한 음식물을 잘게 쪼개어 온 몸으로 내보내는 곳이 장이다. 장은 음식물을 소화시키고, 영양분을 흡수하여 에너지를 제공하며, 배변활동을 통해 노폐물을 배출시키는 중요한 활동을 한다. 위에서 음식물을 분해하고 위액과 함께 산화시켜 장으로 보내면 장은 담즙, 췌장효소들을 동원해 단백질, 탄수화물, 지방 등을 또 한 번 완벽하게 소화한다. 위, 간, 소장, 췌장에서 각각 위산, 담즙, 소화효소가 잘 분비되고 위, 장의 운동이 원활하게 진행되어야 소화가 정상적으로 이루어질 수 있다. 이때 몸속에 들어온 음식들은 몸이 필요로 하는 작은 단위로 쪼개어져 필요한 영양분은 몸 안으로 흡수되고 나머지는 몸 밖으로 배출된다.

그런데 소화 과정에서 하나라도 문제가 발생해 장에 염증이 생기면 소화뿐 아니라 영양분 흡수, 노폐물 배출 등 모든 것이 무너지며 변비, 복통, 가스, 팽만감, 메스꺼움, 과민성장증후군 등 여러 가지 불편한 증상들이 나타난다. 그리고 이는 결국 장누수로까지 이어진다.

장은 우리 몸의 면역을 70% 좌우한다

장은 각종 질병에 대항하는 면역기능을 수행하며, 장내 유익한 유

우리 몸의 소화과정

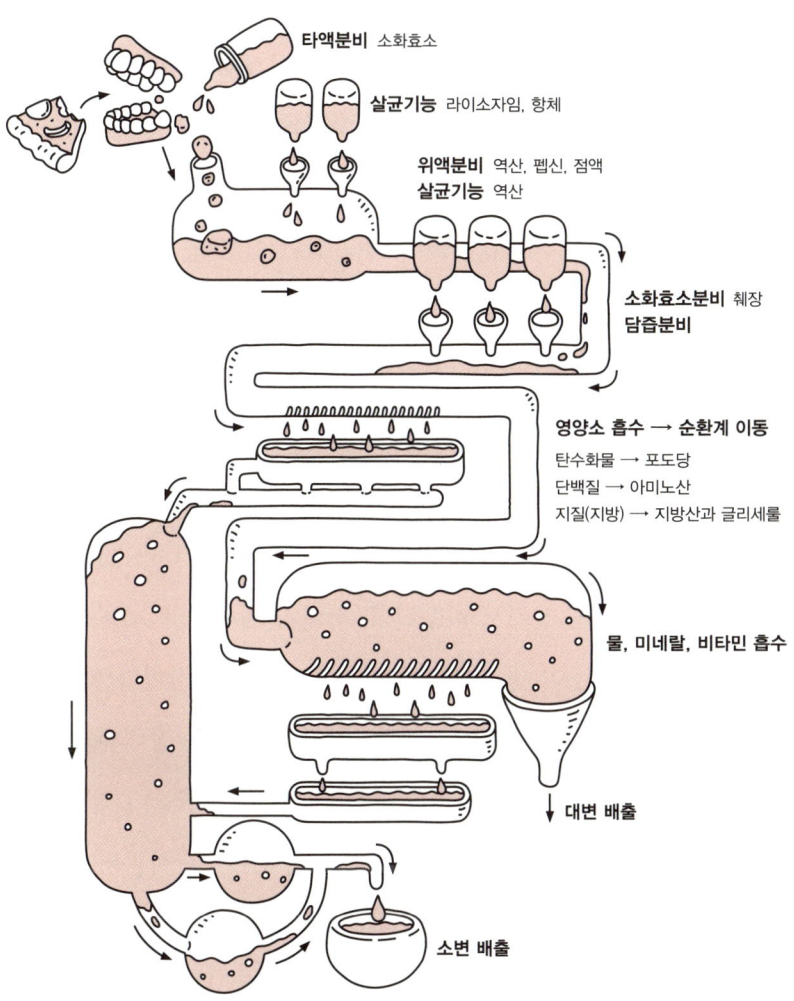

PART 1 장이 살아야 내 몸이 산다

산균은 외부에서 침입한 유해균을 억제해준다. 장은 우리 몸과 외부 환경과의 경계선 역할을 한다. 장은 인체에 유해한 세균, 바이러스, 기생충, 곰팡이, 환경독소 등이 외부로부터 인체에 침입하는 것을 막는 보호막 작용을 한다. 즉 장은 주변 환경과 인체를 구분 짓는 경계선으로 이 경계선이 무너지면 인체는 질병에 바로 노출된다. 장은 우리가 먹는 음식들로부터 끊임없이 자극 받고 있고 음식과 함께 들어온 독소, 세균, 곰팡이 등과 맞서며 늘 염증과 소리 없는 전쟁을 치르고 있다. 다행히 몸은 장벽을 튼튼하게 보호하기 위해 몇 가지 강력한 방어기능을 지니고 있다. 하지만 이 방어기능이 무너지면 인체는 걷잡을 수 없는 질병의 대혼란 속에 빠지게 된다. 그 방어기능들 중 하나가 면역 시스템이다.

사람의 면역력은 장에서 좌우된다. 장에 면역세포의 70%가 포진해 있기 때문이다. 이 면역세포들을 조절하는 것은 장이다. 더 정확히 말하면, 장에서 사람과 같이 공생하면서 살고 있는 장내세균이 장세포와 소통하면서 면역세포들을 조절한다. 장내세균들이 만들어내는 물질들에 의해 자가면역을 유발하는 면역세포가 활성화되기도 하고 알레르기를 유발하는 면역세포가 활성화되기도 하며 때로는 전신성 만성염증이 유발되기도 한다. 반면에 어떤 장내세균은 과잉으로 활성화된 면역세포들을 잠재우는 역할을 하여 면역 균형을 이루기도 한다. 이렇듯 장 환경을 건강하게 만들어야 면역력이 높은 몸을 유지할 수 있다. 장의 방어기능을 강화시키기 위한 식이와 생활습관이 그래서 중요한 것이다. 장벽을 자극하는 음식과 생활습관을 피하는 것이 바로 장을 건강하게 만드는 방법의 기본이며 내 몸이 건강해지는 길이다.

장은 우리 몸의 대사를 조절한다

장에서 공생하는 장내세균에 의해 만들어진 물질들은 장세포들로 하여금 호르몬을 분비하게 한다. 이 호르몬은 뇌의 식욕조절에서부터 인체의 대사에도 관여함으로써 혈당조절을 통해 당뇨를 예방할 수 있다. 또한 지방대사를 통해 고지혈, 동맥경화, 비만을 만드는 원인이 되기도 한다. 장에서 발생한 염증과 독소가 전신 염증으로 확대되면 인슐린 저항성을 시작으로 비만, 알레르기, 자가면역질환, 대사증후군 등 다양한 염증성 질환들이 전신에 나타날 수 있다. 염증과 독소가 뇌로 가면 우울증, 불면증, 두통, 자폐증, 발달장애, 알츠하이머 치매, 파킨슨병 등을 유발하고, 갑상선으로 가면 신진대사가 엉망이 되어 비만과 저체온증 등을 유발한다.

이렇듯 장은 인체 모든 부분에 영향을 줄 수 있기 때문에 인체 건강을 좌우하는 핵심적인 장기라고 볼 수 있다. 즉, 질병으로 갈지 건강을 유지할지는 장의 상태에 달려 있다. 장을 꾸준히 건강하게 유지해 장 속에 유익균이 잘 서식할 수 있는 환경을 만들어주면 몸의 대사는 정상으로 돌아올 수 있다. 평소에 항염증 음식과 발효식품, 그리고 유산균을 섭취하는 것이 내 몸의 대사를 정상으로 유지하는 비결이다. 항염증 음식과 건강한 식이에 대해서는 5장에서 더 구체적으로 다루도록 하겠다.

장은 우리의 감정을 조절한다

'장 감정'이라는 말이 있다. 장에도 감정이 있어서 기분조절, 행동조절, 식욕조절 등 우리가 표출하는 감정에 직접적으로 관여한다는 뜻이다. 장에는 뇌 신경 다음으로 많은 약 1억 개의 신경계가 분포하고 있는데 이 신경계가 뇌 신경계와 소통하면서 기분, 감정, 식욕까지 조절하기 때문에 장을 제2의 뇌라고도 한다. 자율 신경과 장 신경계는 서로 연결되어 있기 때문에 두뇌로부터 장으로의 신호, 그리고 장으로부터 두뇌로의 신호가 원활하지 못하면 장을 포함하여 전신에서 질병이 발생할 수 있다. 만일 우울하다면 그건 두뇌의 문제만이 아니라 장의 우울한 감정이 뇌로 전이되어 우울감을 느낀다는 의미이기도 하다. 뇌에 질환이 생겼다면 장에도 문제가 생겼을 가능성이 높다는 얘기다. 건강한 장은 건강한 뇌를 만들고 건강한 뇌는 건강한 장을 만든다.

장에는 인체 세포의 약 10배 정도나 많은 100~1,000조 개의 세균들이 존재하는데, 이들이 신경전달물질들을 만들어 장 신경계에 메시지를 전달하면 장 신경계는 자율 신경계를 통하여 뇌로 메시지를 전달하게 된다. 우리 몸 안에는 '세로토닌'이라는 호르몬이 존재하며, 이는 행복 호르몬이라는 이름을 가지고 있을 정도로 우리의 행복한 감정에 중요하게 기여한다. 또한 '가바(GABA)*'라는 신경전달물질은 마음을 안정시켜주고 진정시키는 역할을 수행한다. 우리의 몸 안에서 이런 중요한 역할을 수행하고 있는 세로토닌의 90%는 장에서 만들어지는데, 만약 장에 염증이 있거나 감염되었거나 자극을 받고 있는 상태라면 세로토닌과 가바 등의 신경전달물질 생산이 제대로 되지 않아 우울증, 불안장애, 기분장애 등이 발생할 수 있고 변비도 유발된다.

그렇다면 우리 몸의 제2의 뇌를 잘 다스리기 위해서는 무엇을 해야 할까?

---

* 가바: 신경계의 과활성화를 억제시켜주는 신경전달물질로서 유익균에 의해 생성된다.

가장 먼저 평소 장에 유익균이 잘 조성될 수 있도록 건강한 식이습관, 생활습관을 가져야 한다. 두 번째로, 유산균도 또 다른 해결책이 될 수 있다. 유산균의 락토바실러스와 리피도박테리움이 세로토닌과 가바 생산을 늘려 불안장애, 우울증, 불면증 등을 해소해주므로 유산균을 꾸준히 복용해주면 좋다. 더불어 발효식품과 유산균의 먹이인 식이섬유를 보충해주면 금상첨화이다.

우리 몸의 건강을 좌우하는 제2의 유전자 장내세균의 비밀

우리 장에는 여러 세균들이 균형을 이루며 공생하고 있다.

잠시 생태계에 대해 생각해보자. 보통 한 생태 내에 생물의 종이 다양할수록, 그리고 먹이사슬이 복잡할수록 유연하고 건강한 생태계라고 판단한다. 또한, 한 종의 수가 압도적으로 많지 않고 생태계를 구성하는 각 종들의 비율이 비슷비슷해야 외부의 위협에도 쉽게 무너지지 않는다. 우리의 장은 마치 작은 생태계와 같아서, 세균의 종이 다양하고 일부 세균이 장 환경을 독점하지 않아야 건강하게 유지될 수 있다. 장내세균 종수는 12종 이상이면 금상첨화이며, 장내세균 건강표준 비율은 유익균 25%, 중간균 60%, 유해균 15%이다. 이 비율을 유지해야 건강한 장을 유지할 수 있다.

그렇다면 장내세균은 도대체 장에서 어떤 영향을 미칠까?

장의 세균들, 세균들의 대사산물은 장과 상호작용하면서 면역시스템과 대화할 수도 있고 인체 대사를 조절할 수도 있다. 따라서 유익균과 유해균의 균형이 깨지면 장 질환이 발생할 수 있고 장누수 증후군이 생긴다.

장내세균

- 인간세포보다 10배 이상 수가 많다
- 세균 : 세포 10 : 1
- 장 표면은 테니스코트 3배
- 장내세균 유전자는 인간보다 100배 많음
- 장내세균 무게 1~2kg
- 장내세균은 위와 장에 95% 서식

유익균 vs. 유해균

유익균은 인체 건강에 필수적인 다양한 기능을 수행한다.

장에서 유익균이 식이섬유를 발효시켜 단쇄포화지방산을 생산하면, 이 단쇄포화지방산은 대장을 약산성화시켜 유해균의 증식을 억제한다. 그리고 대장의 유익균 비피도박테리움의 증식을 도와 장내세균의 균형을 유도해 장세포를 건강하게 유지시켜준다. 단쇄포화지방산은 인체의 유익한 에너지원으로써 신진대사를 조절하는 데 필수적이며 마그네슘, 구리, 아연, 철과 같은 미네랄의 흡수도 돕는다. 특히 비타민 B, K를 합성하고 비타민 A, E, D, K와 같은 중요한 지용성 비타민의 흡수를 증가시킬 수 있다. 유익균은 단백질을 발효시켜 근육의 생성과 손상된 근육의 회복을 돕는 아미노산을 만든다. 또한 유익균은 장을 보호하는 점액 생산을 증가시킴으로써 장벽기능도 강화시킨다.

장내세균은 인간이 잘 소화시키지 못하는 특정한 종류의 당분, 녹말, 섬유질을 분해하는 효소를 가지고 있으며 이들을 소화시켜 인체가 영양분을 흡수할 수 있게 도와준다. 이런 과정들로 장내세균은 장세포의 건강을 증진시키는 화학물질을 생산하고, 면역체계를 직접 조절하며, 혈류로 흡수되어 뇌로 이동하는 신경전달물질들을 만들어줌으로써 뇌 건강에까지 영향을 미칠 수 있다. 단쇄포화지방산은 과잉 면역반응을 억제하는 능력도 가지고 있어 면역조절에도 중요한 역할을 한다. 유해균은 장 내에서 음식물을 부패시켜 황화수소, 아민류(암모니아), 젖산, 담즙대사산물 등의 다양한 독소들을 쏟아낸다. 이 중 황화수소는 중추신경계에 독소로 작용하여 섬유근육통과 만성피로증후군, 자율신경실조증, 다발성경화증을 유발하며, 변형 단백질(알파시뉴클레인, 베타아밀로이드)은 알츠하이머 치매와 파킨슨병을 유발하는 주범으로 작용한다. 주로 단백질들의 소화 과정에 문제로 발생되는 아민류들은 혈관 수축과 이완 작용에 영향을 끼쳐 두통, 편두통뿐만 아니라 전신의 혈액순환 장애를 일으킨다.

또 젖산은 피로를 유발하고 D-젖산은 신경독소로 작용하여 신경계 질환을 유발한다. 간에서 담즙을 분비해 장으로 보내면 장 속 유해균이 이 담즙을 먹고 담즙대사산물을 만들어내는데, 그 담즙대사산물이 대장암을 유발한다. 현재 한국의 대장암으로 인한 사망률이 세계 4위에 이른다는 충격적인 소식과 더불어 대장암이 국내 사망원인 1위가 될 날이 머지않았다는 점을 고려하면 장 건강의 중요성이 피부로 와 닿을 것이다.

이와 같이 유해균으로 인해 발생한 독소들이 다양한 질병들을 만들어낸다. 유익균과 유해균의 불균형이 장 건강뿐만 아니라 인체 건강에도 영향을 미친다.

유익균의 역할

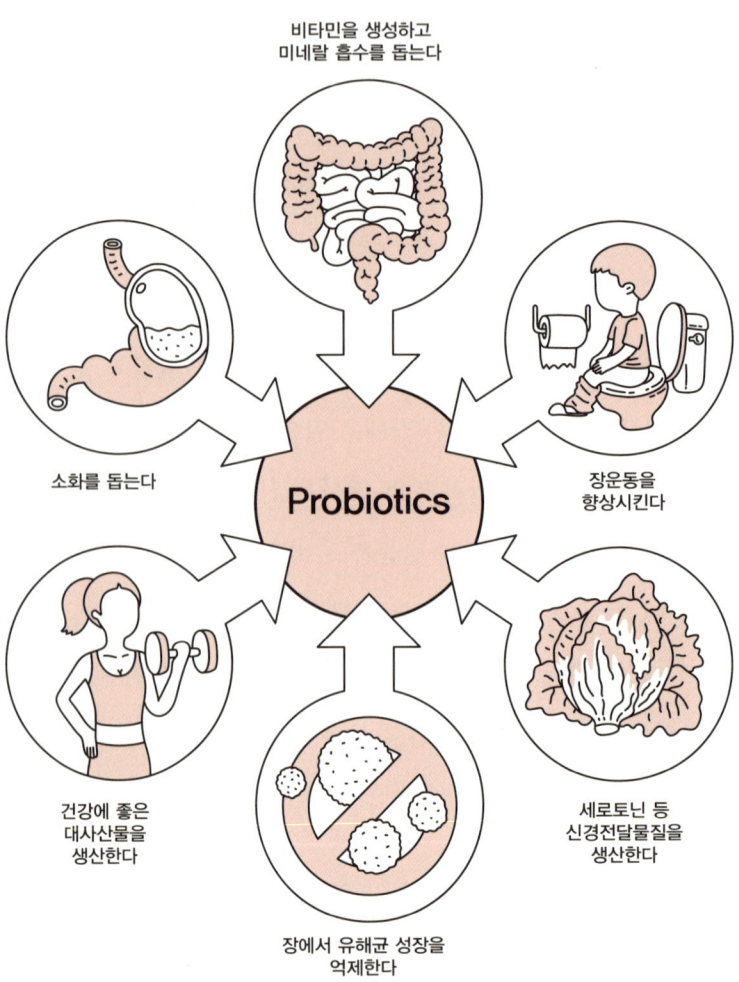

아픈 사람의 99%는 장누수다

산모의 장 건강이 아이의 장 건강을 결정한다

사람의 세균 노출은 제일 처음으로 아기가 산도를 빠져나올 때 산모 질의 미생물에 노출되면서 일어난다. 이것은 장내 미생물 발달에 시초가 된다. 따라서 산모의 장내 미생물 상태가 건강해야 아이도 건강한 장내 미생물을 물려받게 되어 앞으로 건강하게 살아갈 수 있다. 건강하고, 똑똑한 아이를 원한다면 출산 전 임산부의 장내 미생물 균형에 신경 쓰면서 출생 후 2년 이내 장 환경을 '유익균이 우세한 환경'으로 만들어야 한다.

아이의 분만 방식 또한 장 건강에 결정적인 영향을 미친다. 자연분만을 하면 어머니의 자궁이나 질에 있는 건강한 미생물에 노출이 되고 태아의 면역체계조절에 매우 중요한 역할을 하게 된다. 그러나 제왕절개를 하면 피부와 환경에 존재하는 유해균들의 영향을 받게 되어 유해균들이 먼저 자리를 잡게 된다. 이는 아이의 어린 시절에 알레르기를 일으키는 원인으로 작용하고 뇌의 건강도 저하시켜 집중력과 학습력도 떨어지게 만든다.*

---

* KOALA Birth Cohort 연구에 의하면 제왕절개로 태어난 아이는, 유익균인 비피도박테리아와 박테로이데스는 결핍 상태이고 유해균인 C.diff는 증가된 상태이다.

장 건강은 어릴 때 결정된다

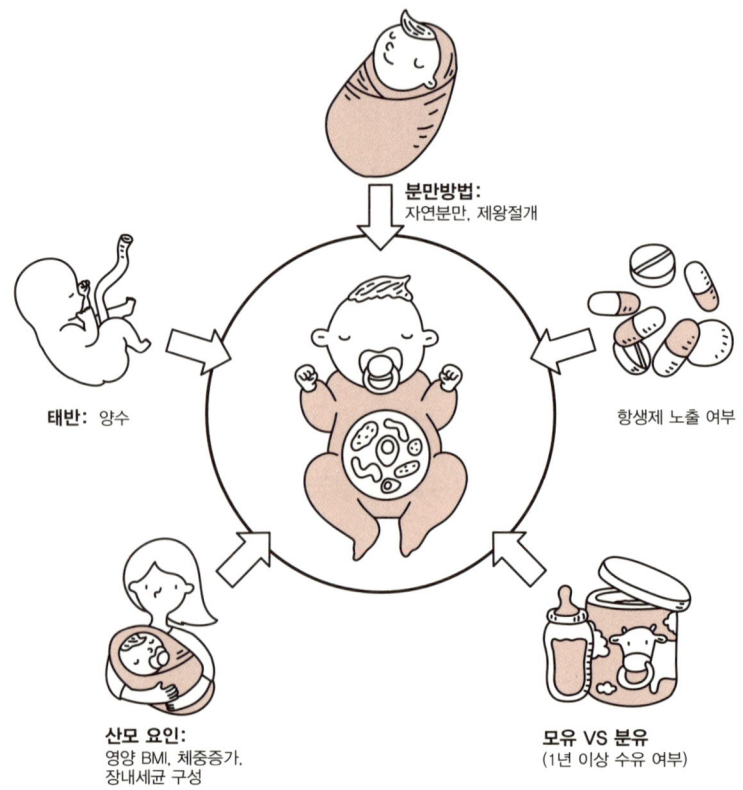

다음으로 중요한 것이 모유와 이유식이다. 출생 후 최소 1년 이상은 모유를 섭취하는 것이 좋다. 모유에는 면역을 강화하는 물질(면역항체, sIgA)들과 성장인자들 그리고 장 세균들에게 좋은 영향을 끼치는

분유 섭취 vs. 모유 섭취

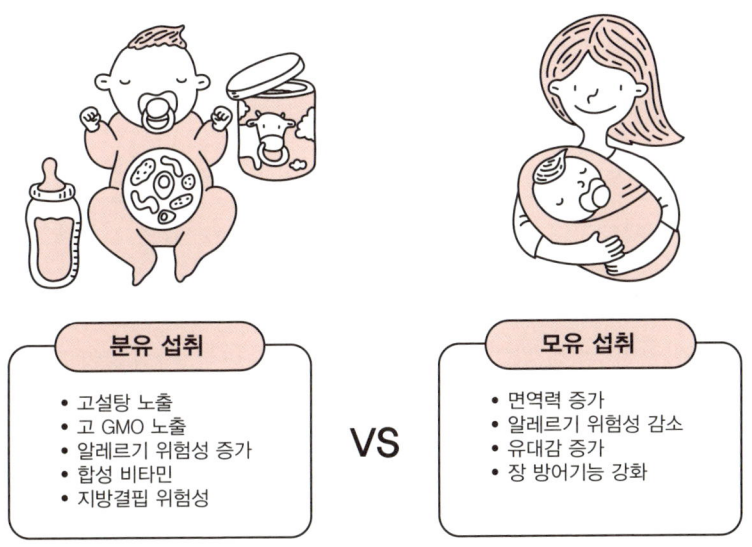

물질들이 많이 함유되어 있다. 반면 일찍 분유를 먹기 시작하면 장 건강에 좋지 않은 당과 GMO*들을 섭취하게 되어 장내세균 불균형이 만들어지며 특히 장에 좋은 유익균(비피도박테리아)이 저하되어 장 건강이 나빠지면서 전신질환으로 확대될 수 있다.

---

* Genetically Modified Organism: 유전자 변형 생물

유년시절 장 건강이 평생의 건강을 좌우한다

사람들의 장 건강은 어린 시절을 어떻게 보냈는가에 따라 결정된다. 어린 시절에 트라우마를 겪었거나 심한 스트레스 상태에서 자란 경우, 성인이 되었을 때 조그만 자극에도 금방 장에 탈이 나는 경험을 겪게 된다. 이것은 어린 시절의 장의 설정값(SET Point)이 낮게 설정되었기 때문이다. 정상적인 장이라면 무시할 수 있는 자극에도 과민하게 장이 반응하기 때문에 변비, 설사, 복통 등이 쉽게 발생하게 된다. 성인이 되어 과민성장증후군으로 고생하는 사람들이 대부분 이런 경우라 할 수 있다. 즉 어린 시절의 부정적인 경험이 장 환경에 나쁜 영향을 주고 향후 삶에서 스트레스로 작용하여 쉽게 염증을 만들어 장의 손상을 유발하게 된다. 이는 장누수를 증가시키고 면역세포들에 대한 훈련과정에도 혼란을 주어 장의 면역에 대한 관용을 감소시켜 알레르기질환이나 자가면역질환에 취약하게 만들어버린다.

지금 자녀가 알레르기질환으로 고생하고 있다면 이 부분을 참고하여 장을 튼튼하게 복구시켜주어야 한다. 표면으로 드러나는 알레르기 증상만 보고 부분치료로 증상 완화 치료를 한다면 자녀는 성인이 되어서 장 문제, 장누수로 엄청난 고생을 할 수 있다.

장의 기능

1. 영양흡수: 음식을 먹으면 소화효소를 분비시켜 우리 몸에 필요한 상태로 바꾸어 몸에 흡수시킨다.

2. 병원균에 대한 방어작용: 장벽은 점액 및 항체A와 펩티드 등을 분비하여, 외부로부터 들어오는 침입자들에 대한 방어를 한다.

3. 비타민 합성: 장에 있는 세균총의 비율이 균형적일 때, 몸에 필요한 비타민 B군과 비타민 K가 합성되어, 관련 효소를 활성화시켜 대사 기능이 조절된다.

4. 면역력 조절: 장내 유익균 및 유해균의 비율이 균형을 이루고 있을 때(정상적인 장 환경), 장내에 존재하는 70%의 면역세포가 면역기능을 수행할 수 있다.

5. 장 재생 및 복구: 장은 일을 많이 하기 때문에 5일 간격으로 장세포들이 새롭게 만들어져 장 손상이 복구되어야 한다.

6. 비만 여부 조절: 장누수로 인해 장내 유해균(세균의 일부 조각인 LPS)이 체내로 들어와 전신 염증이 유발되면서 인슐린 저항성과 비만이 동시에 발병한다.

7. 단쇄포화지방산 생성: 이는 장세포의 에너지원이자 뇌 내 식욕조절을 담당하고 대장암을 예방한다.

8. 신경계 조절: 세로토닌과 가바 등의 신경전달물질을 생성하여 신경계를 조절한다.

PART **2**

장누수란
무엇인가?

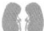

- 장누수의 정의
- 장누수는 어떤 과정을 통해 일어날까?
- 누구도 장누수의 위험성을 알려주지 않는다
- 부록: 장누수 자가진단표

"아픈 사람의 대부분이 장누수"라고 하면 다들 눈을 동그랗게 뜬다. '그게 무슨 말인가?' 하는 표정이다. 일단 사람들은 '장누수'가 무엇인지 모르기 때문이다. 대체 장누수가 무엇이기에 이토록 우리 몸을 힘들게 하는 걸까? 머리부터 발끝까지, 지금 우리 몸에 일어나고 있는 모든 질병의 시작은 바로 '장누수'다. 장누수가 일어나지 않았다면 지금 당신이 앓고 있는 만성, 난치 질병은 시작되지 않았을 수도 있다.

장누수의 정의

소장세포들에 구멍이 나거나 세포들 간에 틈이 벌어져 소화가 안 된 음식물 찌꺼기와 독소, 유해 세균, 바이러스가 몸 안으로 들어와 각종 장기 손상 및 염증을 유발하여 전신에 질병을 일으키는 것을 장누수라고 한다. 장누수가 일어나면 우리 몸의 영양 공급처였던 장이 갑자기 독소 공급처로 돌변하며 전신에 다양한 질환들의 도미노가 시작된다.

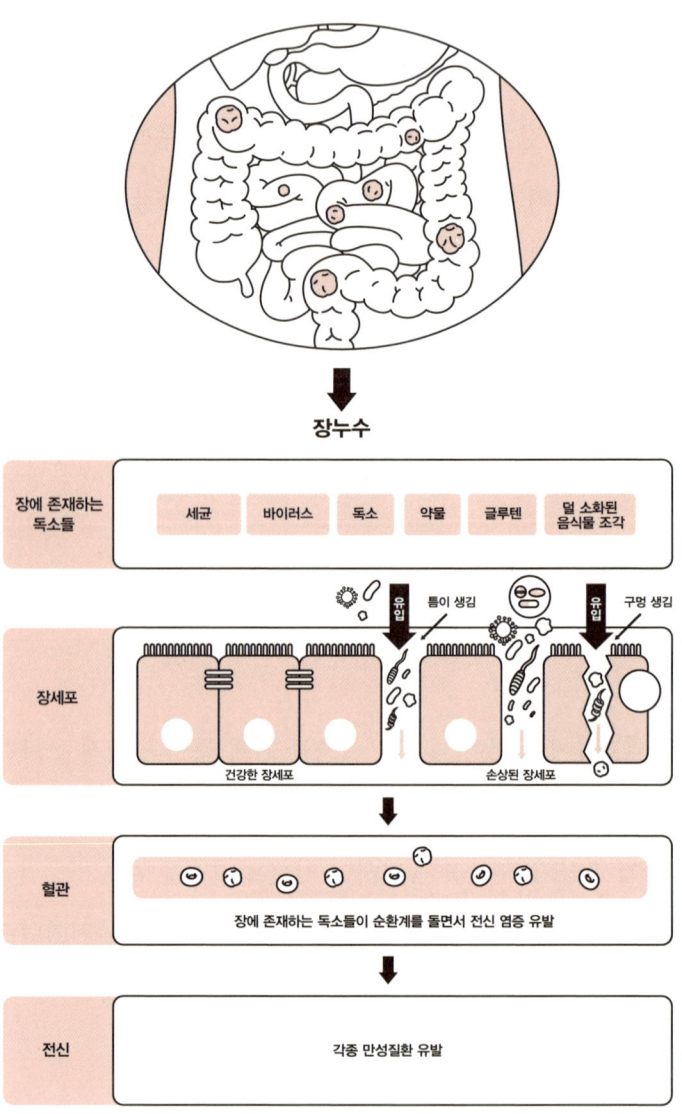

최근 일부 사람들이 장누수에 관심을 갖기 시작했다. 다양한 질병이 장 건강과 관련이 있고 그 기저에 장누수가 있다는 사실을 알기 시작하면서부터다. 실제 원인 모르는 질환들, 자꾸 재발되는 질환들, 치료가 안 되는 질환들 모두 장누수와 연관성이 있을지 모른다는 생각에 의학계에서도 관심이 많다. 현대인들의 식이와 생활습관은 끊임없이 장 환경을 잘못된 방향으로 바꾸어 장을 손상시켜 염증을 발생시킨다. 이로 인해 우리 몸의 1차 보호막인 장이 무너지면서 장누수가 발생하고, 그 결과 몸 안에서 다양한 질환들이 생겨난다.

여기서는 장누수의 두 가지 형태인 '장세포 손상'과 '타이트결합' 문제를 말하고자 한다. 장세포의 손상이나 파괴는 특정 물질이 장세포와 상호작용할 때 발생한다. 이 물질들은 병원균과 독소 외에 몇몇 특정 식이단백질도 포함하는데 그중 가장 중요한 것은 렙틴, 글루텐이다. 이는 곡물, 콩류, 가지류의 야채에서 많이 발견된다. 장세포가 죽으면 장세포 표면에 구멍이 생겨 장의 내용물이 새어나와 몸 안으로 들어올 수 있다. 건강한 사람의 경우 이 구멍들이 빠르게 복구된다. 하지만 감염자, 글루텐이나 렉틴에 민감한 사람, 그리고 장내세균 불균형을 앓고 있거나 특정 유전적 문제를 가진 사람 등 장세포의 죽음이 빈번하게 일어나고 있는 사람은 장누수가 발생하게 된다.

어떤 음식들에 들어 있는 특정 성분들은 장세포를 직접 자극하거나 손상시키는데 특히 곡물 속의 단백질인 렉틴 등은 장세포들을 속여 장벽을 가로질러 몸 안으로 들어와 전신에서 염증을 유발시킨다. 이외에도 장벽 손상은 보통 장을 효과적으로 수리하는 데 필요한 주요 영양소가 충분히 섭취되지 않아 빈번하게 발생된다.

장세포가 손상되는 것 외에 장세포 간 타이트결합이 끊어지는 경우에도 장누수가 발생한다.

타이트결합이란 장세포 간의 연결을 돕는 단백질이 얼마나 유기적으로 탄탄히 결합되어 있는지를 표현하는 말이다. 장벽을 구성하는 장세포들을 연결하는 단백질의 긴밀한 결합성이 장 건강의 핵심이라고 할 수 있는데, 밀가루 음식을 소화하는 과정에서 발생한 '글리아딘'이라는 물질과 장내 유해균의 대사산물로 나오는 물질들이 이 타이트결합을 열고 닫는 기능에 장애를 일으키게 된다. 즉, 결합이 닫히지 않고 열린 채로 오랫동안 있게 되면서 장누수가 일어나는 것이다.

스트레스도 장벽을 무너뜨려 장누수를 유발하는데 현대인들은 이 스트레스로 인해 365일 매일 장누수 상태에 있다고 볼 수 있다. 스트레스 호르몬인 코티졸의 수치가 높으면 타이트결합이 쉽게 열리기 때문이다. 건강한 사람의 경우, 쉽게 장이 복구될 수도 있겠지만 건강한 상태가 아니라면 장누수는 곧 질병으로 이어질 가능성이 높아진다. 스트레스가 질병을 만든다는 관점에 이 장누수가 존재하는 것이다. 이렇게 장누수 상황이 계속되면 손상된 장세포는 세포자살을 하게 되고, 이 세포자살로 인해 다른 장세포가 손상되는 악순환이 일어나게 된다. 일부 약물, 일부 유해균, 알코올 등에 의해서도 타이트결합은 쉽게 무너진다. 즉, 장벽 조절 기능에 문제가 발생할 때 장누수가 일어나는 것이다.

장누수는 어떤 과정을 통해 일어날까?

건강한 장벽은 스트레스와 독소에 대해 어느 정도의 회복력을 갖고 있다. 이것을 점막 또는 면역 관용이라 부른다. 하지만 경미한 장누수라도 자극이 지속된다면 면역반응이 악화되어 장벽손상을 야기한다. 염증과 면역반응으로 장세포 간 타이트결합의 파괴와 장세포의 죽음을 불러오고 더 큰 분자의 유입을 증가시켜 사이클의 악순환을 만든다. 심각한 상태의 장누수가 되면 면역시스템들은 과활성화되고 장세포 죽음, 조직 손상, 자가면역, 다중장기부전과 만성적인 건강문제가 일어나 우리 몸 전신에 질병의 도미노 현상이 일어난다.

장누수를 통해 우리 몸에 침입하는 독소들

장누수가 발생하더라도 장이 건강한 사람의 경우에는 장에 거주하는 면역세포들에 의해 독소가 제거된다. 하지만 장 건강이 무너져 있는 사람인 경우에는 독소들이 혈류 내로 들어와 전신을 순환하면서 장기 기능을 떨어뜨리거나 면역반응에 의한 염증으로 각종 질환들을 만들게 된다.

장누수로 인해 몸 안으로 들어오는 위험한 것들

- 병원균 대사산물
- 덜 소화된 음식 조각
- 세균과 세균조각인 LPS
- 감염성 미생물
- 다양한 독소물질들
- 정상적으로 배출되어야 할 노폐물들

장누수가 일어나는 과정

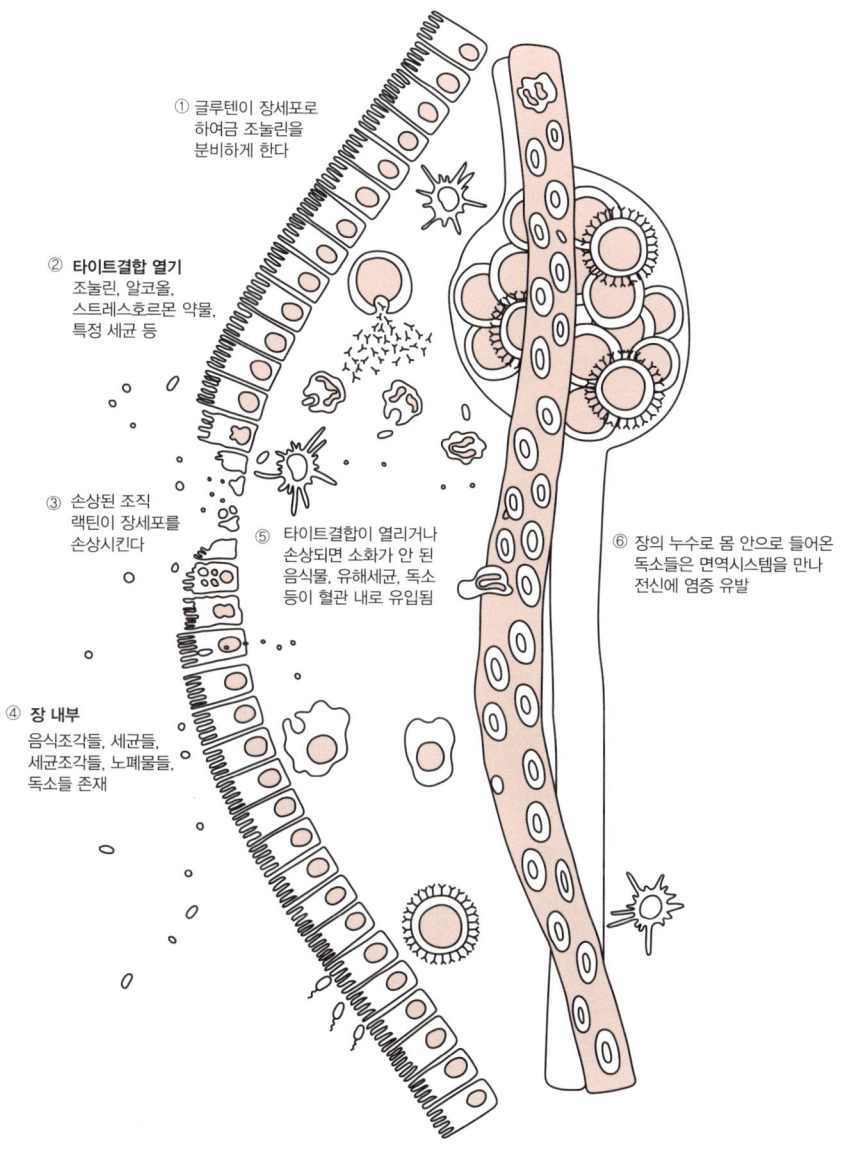

PART 2 장누수란 무엇인가?

장 사이로 병원균들이 들어오면 장에 거주하는 면역세포들이 그들을 침입자로 인지하여 더 많은 면역세포들을 불러와서 면역반응을 일으킨다. 세균 조각인 LPS와 독소는 장내 면역세포로 하여금 염증을 유발하는 사이토카인을 분비하게 하여 일반적 염증을 발생시킨다. 이 면역반응에서 탈출한 병원균들은 간으로 가서 간에서도 면역반응을 일으키는데, 만약 간기능이 저하되어 있다면 독소들은 간의 공격에서도 살아남아 순환계로 들어가 전신염증을 만들거나 면역시스템이 과도한 상태로 만든다. 연구보고에 의하면 장누수가 있는 사람의 81%가 만성피로증후군, 84%가 섬유근육통, 54%가 갑성선기능저하, 78%가 과민성장증후군을 앓고 있다고 한다.

지금 아프다면, 당신은 장누수다

자신이 장누수 상태라는 것은 스스로 인지할 수도 있고 모를 수도 있다. 그러나 만약 현재 만성질환으로 고통받고 있다면 장누수가 상당히 진행되었을 가능성이 크다. 예를 들어, 소화장애 증상이 계속 나타나는데도 의학적으로 설명할 수 없다면 그것은 흔히 장누수로 진단할 수 있다. 그렇다면 장누수일 때 나타나는 특별한 증상이 있을까? 안타깝게도 장은 통각 수용체가 없어 장이 느끼는 불편함을 우리는 알 수가 없다. 그래서 장누수를 빨리 알아채지 못하는 것이다. 대신 다음의 증상이 나타난다면 장누수를 의심해볼 수 있다. 장누수는 비단 소화기관이 아닌 다른 장기를 통해서도 불편한 증상이 나타날 수 있다. 호르몬 불균형, 두통, 편두통, 알레르기질환, 피부질환, 자가면역질환 등이 그 증상이다.

장누수의 증상들

1. 소화기 증상

- 속 쓰림
- 가스
- 팽만감
- 식후 트림
- 소화 불량 (더부룩)
- 악취 나는 변
- 변비/설사
- 구취
- 메스꺼움

2. 피부 증상

- 여드름
- 건조한 피부
- 발진
- 두드러기/가려운 피부
- 건선
- 습진
- 주사비

3. 신경계 증상

- 식후 피로
- 인지기능 저하
- 두통, 편두통
- 불안
- 우울증
- 불면증
- 발달장애/자폐증

4. 기타 증상

- 통증(관절통, 요통 등)
- 음식 민감성/음식 알레르기
- 자가면역질환
- 비만(과체중)
- 영양결핍
- 잦은 감기

누구도 장누수의 위험성을 알려주지 않는다

우리는 두통, 피부염, 관절 통증이나 과민성장증후군으로 병원을 찾아가 약을 처방받곤 한다. 하지만 그것은 잘못된 치료일 수 있다. 사실 모든 질병은 장에서부터 시작하며, 장에 문제를 일으키는 근원적인 원인이 바로 '음식'에 있다는 사실은 그 누구도 설명해주지 않는다. 더불어 장누수가 무엇인지, 그리고 장누수가 인체의 나머지 부분과 어떻게 연결되는지 알려주지 않는다. 하지만 장누수는 대부분의 질환과 연결되며 몸이 아픈 사람의 99%가 장누수를 앓고 있다 해도 과언이 아니기에 장누수를 모른다면 제대로 된 치료를 하기가 힘들다.

장누수를 통해 일어날 수 있는 각종 질환들

- 다양한 장기 부전
- 만성피로증후군/섬유근육통
- 궤양성대장염
- 크론병
- 셀리악병
- 과민성장증후군
- 역류성식도염
- 염증성 관절질환
- 건선 피부염
- 여드름/두드러기

- 대사증후군(당뇨2, 고지혈, 고혈증)
- 뇌졸증
- 발달장애/자폐증
- 인슐린저항성
- 당뇨 1형/ 당뇨 2형
- 비만
- 다발성경화증
- 난임
- 자궁내막증/자궁근종
- 생리불순/생리통

- 류마티스관절염
- 음식알레르기
- 알레르기 비염/천식
- 아토피 피부염/ 습진
- 심혈관질환
- 갑상선질환(항진증/저하증)
- 자가면역질환
- 불면증/우울증
- 만성염증질환
- 비알콜성지방간

현대인의 장은 24시간 새고 있다

산업화가 진행되면서 현대인들의 삶은 경제적으로 향상되었지만 반대로 건강은 악화되어 질병의 위험성이 증가했다. 풍족한 삶의 대가로 건강을 잃어가는 것이다. 우리가 잃어가는 건강의 중심에 장이 존재하며 1차 방어막인 장이 자신도 알지 못하는 사이에 서서히 무너지고 있다.

현대인들의 서구화된 식단과 외식문화가 장을 힘들게 만들고 있음에도 불구하고, 우리는 단지 편리하다는 이유로 패스트푸드 식단과 외식문화을 추구하고 있다. 또한 식사 후 먹는 달콤한 디저트들도 과도한 당분으로 유해균 증식을 부추긴다. 이러한 음식들은 장세포를 직접 자극할 수도 있고, 장내세균에 영향을 주어 장이 간접적으로 손상되어 장누수로 이어질 수도 있다. 장 건강에 중요한 식이섬유를 적게 섭취하는 식습관도 장 건강을 해치는 주요인이다. 식이섬유는 장 속 유익균의 먹이가 되는데 장 안에 유익균이 많다 하더라도 먹이인 식이섬유를 공급해주지 않으면 유익균들은 굶어 죽게 된다.

우리가 쉽게 접하는 약물들 또한 장 건강을 위협한다. 한 예로, 항생제의 경우 유익균, 유해균을 가리지 않고 모조리 죽여 장내면역을 떨어뜨린다. 현대인이 가장 많이 먹는 약물은 타이○○, 아스○○ 같은 진통소염제(NSAIDs)*인데 이 약은 염증반응은 완화시키지만 오래 복용하면 위장벽의 점액분비를 저하시켜 위장벽을 망가뜨린다.

술은 과음일 경우 72시간 동안이나 장을 누수시킨다는 연구보고가 있을 정도로 현대인들의 장에 치명적으로 작용한다. 만성적인 수면부족 또한 인체에 스트레스 반응을 일으켜 장을 손상시키고 직장에서 받는 업무와 인간관계에 대한 부담, 가정에서 받는 경제적인 스트레스들로 인해 현대인들의 장은 365일 24시간 늘 새고 있다 해도 과언이 아니다. 이처럼 현대인들은 본인이 장누수 상태라는 사실을 전혀 인지하지 못한 채 날마다 스스로 병을 키워가고 있다.

---

* 비스테로이드 항염증제: 진통, 해열, 항염증 작용을 나타내는 스테로이드가 아닌 약물

장누수가 보내는 신호들

고맙게도 장은 여러 신호를 통해 우리에게 그 위험성을 알려준다. 속쓰림, 메스꺼움, 복부팽만감, 가스, 명치 통증, 변비, 소화불량 등의 증상들이 바로 장누수의 시작을 알리는 메시지다. 이는 곧 '장누수로 가기 전에 내 몸을 돌보라.'는 고마운 신호다. 이 신호를 무시하지 말고 바로 알아차린다면 장누수뿐 아니라 전신질환도 미리 예방할 수 있다. 문제는 대부분의 사람들이 이러한 신호를 느끼고도 "단지 소화가 안 되나 보다."라고 가볍게 넘겨버리곤 한다는 것이다. 이런 증상에 조치를 취하지 않은 채 방치하면 장누수로 이어지게 된다.

가스와 팽만감은 소장에 세균들이 과다 증식되면서 발효의 결과로 나타나는 증상이다. 이렇게 많아진 세균들이 장벽을 지속적으로 자극하고 손상시키면서 장누수로 이어지는데, 이 증상을 가볍게 여기고 무시하게 되면 전신성 질환으로 확대될 수 있다. 변비와 설사 등도 방치해선 안 된다. 변비와 설사를 겪고 있다면 장에 염증이 발생했거나 장내세균 중 유해균에 의해 감염이 되었다고 볼 수 있다. 이 염증이 만성화되면 과민성장증후군으로 이어지게 되고 장의 민감성도 높아져 복통으로까지 이어진다. 만일 이런 증상이 있다면 이미 장누수가 진행 중이라 판단하고 더 이상 다른 질병으로 이어지지 않도록 빠른 치료를 받는 것이 좋다.

평소에 소화불량, 트림, 구취, 가스, 팽만감, 메스꺼움, 변비, 설사, 복통 등 장이 내게 보내는 신호에 늘 관심을 가지자. 그게 장누수를 막는 지름길이자 각종 만성질환을 막는 최고의 건강 비법이다.

다양한 장기에서 동시에 전신질환을 일으키는 장누수의 위험성

장누수가 무서운 것은 어느 한 장기가 아니라 여러 장기에서 병이 복합적으로 나타날 수 있다는 사실이다. 인체의 장기들은 서로 연계되어 유기적으로 작동하기 때문에 장에 문제가 발생했다면 장과 연계되어 작동하는 다른 장기 또한 영향을 받았을 가능성이 크다. 그렇기에 치료를 할 때에도 몸 전반적인 상태를 파악하고 판단해야 근본 원인을 잡을 수 있고 치료 또한 근원적 치료가 가능하다.

대부분의 장누수 환자를 상담해보면 본인이 장누수임을 몰라 여러 병원들은 전전하다가 결국 치료 방법을 찾을 수 없어 포기하고 찾아온 경우가 많다. 양방 치료를 하더라도 증세 완화 정도에 그치다 대부분 얼마 지나지 않아 재발하고 만다. 이런 점이 장누수의 무서움이다.

그러나 장누수를 알고 있다면 근원치료에 접근하기 쉽다. 장누수 치료의 기간과 방법은 그 정도와 유형에 따라 달라진다. 장 손상 정도가 가벼운 경우라면 빠른 시간에 가능하겠지만 장 손상 정도가 심한 경우면 치료 기간은 그만큼 더 길어지게 된다. 만성질환들의 치료 기간이 길어지는 이유가 여기에 있다. 그리고 장이 습해서 발생된 장누수라면 장을 따뜻하게 조치해주고, 위산분비 저하로 인한 장누수라면 위산과 소화액 분비를 정상화시키며, 소장내 세균과다증식(SIBO)으로 인한 장누수라면 장내세균 균형을 회복시켜줘야 한다. 면역조절장애로 인한 장누수라면 장내세균과 장내세균 대사산물, 장세포, 그리고 면역세포 간의 상호작용을 정상화시키는 게 필요하다.

이렇듯 장누수라는 걸 인지한 후에도, 단순히 환자의 식이나 생활습관 변화만으로 치유할 수 있는 게 아니라 전문적인 접근과 치료가 필요하기에 장누수 치료는 결코 쉽지 않다. 만약 만성적인 불편함을 느끼는데 치료가 안 되고 있다면 먼저 장누수를 의심해보고 장누수 전문의료기관의 도움을 받는 것이 좋다. 장담컨대, 대부분의 해답은 장누수에 있다.

그동안 필자는 수많은 장누수 환자들을 만나왔다. 다음은 그중 가장 빈번하게 발생하는 사례들을 간략하게 정리해본 것이다. 살펴보면서 장누수의 위험성과 치료에 대해 알아보자.

장누수의 시작으로 도미노처럼 번져나간 질병들을 바로잡다

필자를 찾아온 환자들 중에는 특정 질병 한 가지가 아니라 여러 증상을 한꺼번에 앓고 있는 환자들이 대부분이다. 병원에 가면 진료과목에 따라 각 부분에 해당하는 치료법을 제시하기 마련인데, 그런 식으로는 결코 근원적인 치료가 될 수 없다. 한 곳을 고치면 또 다른 한 곳이 고장이 나는 식으로 지속적인 문제가 발생할 뿐이다.

한번은 4살, 6살 두 아이를 둔 30대 여성이 찾아왔다. 그녀는 전형적인 직장 맘으로 2년 전부터 만성위염이 있었고, 현재는 육아 스트레스에 다른 스트레스들까지 겹쳐 울화도 발생한 상태였다. 갑상선 기능과 간기능 저하, 그리고 만성피로와 피부 습진에 역류성식도염까지… 시간이 흐를수록 이런 증상들이 하나씩 하나씩 늘어나더니 이제는 밤에 잠을 통 못 이루는 불면증에서 요통, 근육통 등 전신으로 증상이 확대된 상태가 되었다. 한마디로 종합병동이 된 것이다.

증상들이 너무 많아 굉장히 혼란스럽게 보이지만 이 많은 증상들을 유발하게 만든 공통된 원인이 있다. 바로 장누수다. 장누수로 인해 다양한 증상과 질병들이 도미노처럼 몸 안에서 번져간 상황이었다. 이 경우 시작은 소화장애였지만 시간이 흐르고 스트레스가 가중되면서 장에도 영향을 끼쳐 장누수가 유발된 것이다. 장에서 유입된 독소가 간기능 저하를 시작으로 장기 하나하나에 영향을 주면서 전신에서 각종 증상과 질병들을 만들었다.

이런 경우 손상된 장을 치료하지 않고 질병과 연관된 장기만 본다면 결코 근원적 치료를 할 수 없다. 이 환자 역시 피부과, 내과, 한의원 등을 전전하다가 마지막으로 나를 찾아왔고, 잠시 증세가 완화되었다가 재발하는 악순환이 반복되다 결국 다른 증상으로 더 확대되어간 상태였다. 장누수의 무서움을 실감하는 순간이다. 작은 증세로 나타나 진단하기가 어려울뿐더러 그만큼 쉽게 간과하고 넘어갈 수 있기에 질병의 원인으로써뿐 아니라 치료적 접근으로서도 배제되고 있는 게 현실이다. 이런 경우 대부분 다른 장기로 점차 확대되어 제대로 된 치료를 지체하다 결국 이렇게 종합병동이 되기가 쉽다.

이분의 경우 소화기능을 정상화시키고 전신 해독을 한 후 장벽을 복구하는 것을 시작으로, 장내세균의 균형을 회복해 장을 건강하게 만들었더니 상태가 호전되기 시작했다. 그리고 원내 여러 시설을 통해 스트레스에 대한 인체의 대처 능력을 키우는 스트레스 클리닉을 병행하자 놀랍게도 확연한 변화를 보였다. 장누수 치료를 통해 호전된 전형적인 사례다.

십수 년을 괴롭히던 지긋지긋한 질병들에서 벗어나다

학원 강사였던 이 모 씨. 강사로 시작해 학원까지 오픈했는데 IMF가 터지고 학생수가 2분의 1까지 줄어들면서 금전적으로 힘든 상황에 놓였다. 좀처럼 나아지지 않아 엄청난 스트레스를 받기 시작했고 그 스트레스는 몸까지 영향을 미쳤다. 처음에는 소화가 안 되기 시작했으나 이를 방치한 채 장시간 지나자 견디기 힘들 정도로 심한 소화 불량 상태가 되었다. 여기에 우울증, 불면증, 이비인후과적 질환, 녹내장, 난청까지… 온갖 질병으로 고통받기 시작했고 어디서부터 어떻게 고쳐야 할지 엄두도 내지 못한 채 몇 년을 그렇게 지내왔다.

위장병을 치유하지 못해서 오는 합병증으로 머리부터 발끝까지 전체적으로 병이 나타나자 도저히 견디기 힘들어, 일반의원에서부터 시작해서 대학병원까지 안 다녀본 병원이 없을 정도로 오랜 시간을 병원 다니는 것에 낭비했다. 그렇게 30년 넘은 최근까지도 치료를 제대로 못하고 악화만 되어왔다. 심할 때는 위장내시경을 한 달에 두세 번까지도 했다고 하니 얼마나 답답했을지 짐작이 간다. 그러나 문제는 위장내시경으로도 전혀 이상이 없었다는 사실이다. 내시경으로는 위장의 속만 촬영할 뿐 위장의 겉 부분은 전혀 볼 수가 없어 파악할 수 없기 때문에 큰 문제가 발견되지 않았을 수밖에 없었다.

이 모 씨의 경우도 전형적인 장누수 환자다. 사업이 힘들어지면서 극심한 스트레스로 소화장애가 시작되었고 시간이 지나면서 장이 손상을 입어 장누수가 생겼다. 이로 인해 하나씩 하나씩 질병들이 나타나기 시작하다 나를 찾아왔을 때는 걷잡을 수 없을 정도로 심각해진 상태였다. 이 모 씨의 경우에도 먼저 소화기능을 정상화시킨 후 해독과 장누수 치료를 통해 그 오랜 시간 앓아오던 질병들에서 벗어나게 되었다. 안타까운 것은 이러한 사례는 이 모 씨뿐 아니라 한의원을 찾아오는 수많은 사람들의 경험이라는 사실이다.

부록 1

장누수 자가진단표

아래 표는 현재 당신이 장누수 상태인지 확인할 수 있는 내용을 목록으로 정리한 것이다. 자신에게 해당하는 항목에 ○, ×로 답해보자.

확인내용	○ / ×
제왕절개(○)인가, 자연분만(×)인가?	
모유수유 기간이 1년 미만인가?	
스테로이드제를 1주일 이상 복용한 적이 있는가?	
최소 2~3달 이내에 한 번이라도 항생제를 복용했나?	
아스피린이나 타이레놀 등의 진통제를 1주일 이상 복용했나?	
위산억제제(제산제, 프로톤펌프억제제)를 1주일 이상 복용했나?	
잘 체하거나 소화불량이 있는가?	
속이 쓰리거나 메스꺼운가?	
변비나 설사가 있거나 변비와 설사가 교대로 일어나는가?	

배가 아프거나 가스가 차거나 방귀가 잦은 편인가?	
염증성장질환(크론병, 궤양성대장염)이 있는가?	
불면증/우울증/공황장애/발달장애/자폐증/치매/파킨슨을 앓고 있는가?	
기억력이 떨어지거나 감정변화가 심한가?	
두통/편두통이 빈번한가?	
술을 마시면 몸이 힘든가?	
알레르기비염이 있거나 축농증이 있는가?	
천식이 있거나 기침을 자주 하는가?	
음식알레르기가 있나?	
류마티스관절염 등 자가면역질환이 있나?	
2형 당뇨병이 있나?	
표준보다 9kg 이상 과체중인가?	
최소 한 달에 한 번 이상 설사를 하나?	
만성피로 혹은 빈번한 피로가 있는가?	
피부에 멍이 잘 들고 피부상처가 잘 낫지 않는가?	

습진/여드름/발진/아토피/건선/두드러기가 있는가?	
기미/주근깨가 있는가?	
무좀이 있는가?	
입안에 염증이 있거나 잇몸이 좋지 않은가?	
혀에 백태가 있거나 구취가 있는가?	
생리양과 생리주기가 불규칙한가?	
임신이 힘든가?	
생리통이 심하거나 월경전증후군이 있는가?	
자궁내막증이나 자궁근종이 있는가?	
냉증으로 생활이 힘든가?	

만약 이중에서 **7문항** 이상 ○가 나왔다면 장누수일 가능성이 매우 높다.

PART **3**

장누수의
원인은
무엇일까?

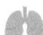

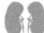

- 모든 병의 근원적인 원인은 염증이다
  - 음식이 장누수를 만든다
  - 위산저하가 장누수를 만든다
- 장내세균 불균형이 장누수를 만든다
  - 약물이 장누수를 만든다
  - 스트레스가 장누수를 만든다

장누수는 의사가 진단하기에 쉽지는 않지만 실제로 많은 병의 원인으로 작용하고 있다. 현대인은 매일 장누수를 겪고 있으며 임계점을 넘어서면서 각종 질병들이 일어난다. 장누수는 같은 조건이라도 사람마다 다르게 나타나는데, 보통 소화장애로 시작되는 경우가 많다. 장운동 저하, 위산, 담즙 등의 소화효소 분비 저하, 장내세균 구성의 변화 등으로 인해 소화장애가 발생하면 그것이 장누수로 이어진다. 그 외에도 장누수의 원인은 수없이 많지만, 그중 가장 중요한 원인을 크게 여섯 가지로 나누어 이야기할 수 있다.

첫째, 염증

둘째, 음식

셋째, 소화불량 위산저하

넷째, 장내세균 불균형

다섯째, 약물

여섯째, 스트레스

모든 병의 근원적인 원인은 염증이다

염증(Inflammation)이라는 단어는 '불붙이다'라는 라틴어에서 유래되었는데, 사전적인 의미로는 어떤 자극에 대해 우리 몸의 생체조직이 방어를 하면서 일어나는 변화를 뜻한다. "감기에 걸려서 편도에 염증이 생겼다."라고 말할 때를 생각해보면 쉽게 이해가 될 것이다. 또 감기 바이러스가 우리 몸에 침투했을 때 방어작용으로 염증이 일어난다.

염증은 다양한 형태로 나타나는데, 가장 쉽게 떠올릴 수 있는 건 빨갛게 부어오르거나 열이 나거나 통증을 유발하는 등의 증상이다. 염증은 이렇게 감염과 손상, 병에 대한 방어작용으로 나타난다고 볼 수 있다. 더불어 염증은 치유 과정에서도 나타난다. 실제로 염증이 생기면 상처나 감염 부위에 면역 활동이 증가한다. 따라서 염증이 나타난다는 것은 병의 방어작용과 동시에 몸에서 치유가 일어나고 있다는 의미이기도 하다. 이 염증은 크게 두 가지 형태로 나타난다.

첫째, 급성.
둘째, 만성.

모든 질병은 염증으로부터 시작된다!

외부 원인과 내부 원인으로 인해 발생하는 **염증**은
모든 **질병의 원인**이 된다.

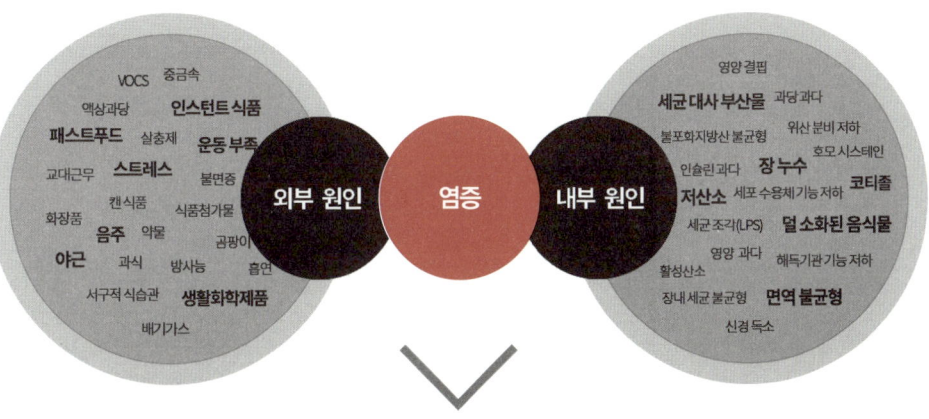

질병이 발생하는 가장 큰 원인은 **독소의 과다 축적과
몸의 불균형**에서 비롯된 **만성염증** 때문이다.

염증을 알면 건강이 보인다!

염증의 원인은

독소 과다 축적
- 식이독소
- 화학독소
- 활성산소
- 약물

장누수
- 덜 소화된 음식물
- 위산분비 저하
- 약물
- 곰팡이, 세균
- 독소(화학, 식이 등)

장내세균 불균형
- 독소 과다 축적
- 잘못된 식이
- 영양 불균형
- 약물

호르몬 불균형
- 독소 과다 축적
- 인체 내 저산소
- 약물
- 스트레스

스트레스
- 코티졸 과다
- 인슐린 과다
- 소화계통 장애
- 면역시스템 붕괴

음식
- 코티졸 과다
- 인슐린 과다
- 소화계통 장애
- 면역시스템 붕괴

내 몸에 염증이 생기면

세포 기능 저하
- 미토콘드리아 기능 저하 - 에너지 생산↓
- DNA 손상
- 호르몬 반응 이상
- 대사 독성 증가

세포 기능 저하
- 해독 기능 저하
- 세포 수용체 기능↓
- 대사 기능 저하

원인 불명 통증
- 독소가 전신염증 유발 - 전신 통증
- 신경독소의 공격
- 미세염증은 CRP 검사로 발견 안 됨

면역 불균형
- 면역계 혼란
- 면역 돌연변이 발생
- 자가면역 유발

소화 장애
- 위산 분비 저하
- 세균, 곰팡이 증가
- 장내세균 불균형
- 장누수
- 전신염증 유발

염증을 알려주는 몸의 신호들

발열

통증

발적

부종

기능 저하
- 대사기능 저하
- 장기기능 저하

염증으로 인한 질병들

위장질환
- 과민성장증후군
- 가스
- 팽만감
- 설사/변비

자가면역질환
- 류마티스 관절염
- 크론병
- 루푸스
- 다발성경화증
- 갑상선기능저하증

호르몬 불균형
- 자궁내막증
- 자궁근종
- 불임/난임
- 생리통

뇌질환
- 우울증
- 불면증
- 자폐증
- 발달장애
- 치매

만성통증
- 섬유근막통
- 관절통
- 요통

간질환
- 지방간
- 간염
- 칸디다균 증가

알레르기질환
- 아토피
- 비염
- 천식

아픈 사람의 99%는 장누수다

급성 염증은 인체에 유익한 작용을 하는 것으로, 앞에서 말한 대로 방어와 치유를 위해 생겨난다. 주로 발열, 통증, 부종, 붉은기를 통해 나타나기 때문에 몸이 알아차릴 수가 있다. 그러나 만성 염증은 인체가 알아차릴 수 없도록 조용히 일어난다. 그래서 만성 염증은 '침묵의 살인자'라고 이야기하기도 한다. 급성 염증은 자극을 통해 일어나기 때문에 원사이클, 즉 한 번 생기면 그것으로 끝이 난다. 급성 염증은 때때로 몸에 어떤 변화가 생겼다는 것을 알려주는 시그널로써 몸에 유익한 역할을 하기도 한다.

하지만 만성 염증은 오랜 시간 염증 상태를 유지하면서 우리 몸의 장기 기능을 저하시킨다. 몇 주, 몇 달, 몇 년에 걸쳐 이 자극이 없어지지 않고 염증이 지속되는 경우, 이를 만성 염증으로 판단한다. 이 염증이 인체의 경로를 통해 몸 깊숙이 일어나 지속적으로 진행되면 비만, 당뇨병, 암, 우울증, 자폐증, 천식, 관절염, 관상동맥질환, 다발성 경화증, 파킨슨병, 알츠하이머병 등과 같은 다양한 질환이 생겨난다. 우리 몸의 세포들은 신호를 받고 할 일을 해야 하는데 세포의 기능이 저하되어 각자 할 일을 못하게 되면서 장기들의 기능 저하가 일어나기 때문이다. 이에 대해 좀 더 깊이 알아보자.

염증을 유발하는 음식과 음식 성분

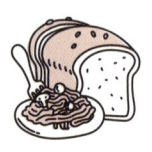
글루텐

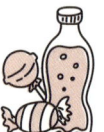
설탕

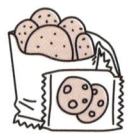
정제 탄수화물

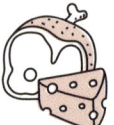
전통 유제품

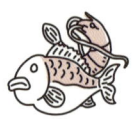
양식에 의한 생선

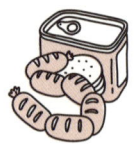
가공에 의한
육류 제품들

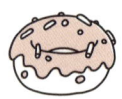
트렌스지방으로
만든 제품들

음식첨가물과
방부제

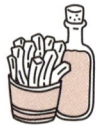
불포화지방산
오메가6 과다 섭취

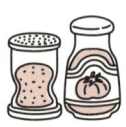
인공감미료

침묵의 살인자, 염증

우리는 염증을 일컬어 '침묵의 살인자'라고 표현한다. 아무런 증상도 없이 서서히 생명을 조여 오는, 정체를 드러내지 않는 침묵의 살인자라는 뜻에서다. 실제로 염증은 각종 장기에 질병을 발생시키고, 암과 치매의 씨앗이 되며, 노화를 가속화시키는 원인이 된다. 2016년 네이처학술지에는 알츠하이머 치매 환자의 뇌에서 신경세포속 염증이 발견되었다는 발표를 하기도 했다. 만성염증이 뇌에서 발생하는 아밀로이드 단백질 생산을 증가시켜 치매를 유발하고, 정상적인 뇌 활동을 방해해 뇌세포를 사멸시키기 때문이다.

앞에서도 말했듯 '염증(炎症)'이라는 말은 '불붙이다'라는 라틴어가 어원인데 '불 화(火)'가 2개 있고, 몸속에 일어난 불같은 존재를 의미하기도 한다. 몸속에 작은 불씨들, 즉 염증들이 남아 있는 상태가 만성염증인데, 만성염증으로 정신이 없는 면역세포는 정상세포를 공격하기도 한다. 이 상태에서 우리 몸이 움직이는 종합병원이 되는 것은 시간문제다. 구석구석 퍼진 만성염증은 각종 질병을 발생시킨다.

만성염증은 전조 증상이 없어 더욱 위험하다. 우리 몸에서 불을 끄는 소방관 역할을 하는 착한 염증(급성염증)은 면역세포가 염증을 없앨 때 생기는 정상적인 염증반응이다. 그러나 만성염증은 근육조직을 파괴해 근육 약화, 근력 저하를 일으켜 근육통을 발생시킨다. 위 점막염증은 위벽을 보호하는 보호막인 점액층이 없어지면서 강력한 위산에 위 점막이 직접 노출되도록 만드는 병인데, 이는 속쓰림, 가슴통증, 더부룩함, 만성기침, 역류성식도염을 발생시킨다. 이러한 만성염증은 세력을 키워 총공세를 하게 되는데, 이때 몸 전신에 염증이 발생한다. 혈액순환 장애로 인해 손발저림, 자반증이 발생하고, 이 자반증이 오래 지속되면 혈관내벽이 좁아지다 막히면서 동맥경화가 발생한다. 또 장누수를 통해 독성 물질들이 장벽 안 혈관으로 들어가 알레르기나 염증반응을 일으키며 면역반응을 일으키면 몸 전체에 이상이 오게 된다.

　이렇게 잠복하고 있는 염증을 없애는 가장 기본적인 방법은 식이 생활습관을 변화시키는 것이다. 평소 항염증식품을 많이 먹어야 하는데, 대표적인 음식이 '수수'다. 수수 안에는 세균성 염증 유발물질인 '지질다당류(다당류+지방의 결합)'에 대한 항염증 효과가 88.5%나 된다. 수수 속의 탄닌은 염증 반응을 일으키는 원인 병원균을 죽이는 살균작용, 체내 중금속, 담배 속 니코틴과 같은 노폐물 해독작용, 세포 노화를 촉진하는 활성산소 제거, 중성지방과 콜레스테롤을 흡착해 체외로 배출하는 역할을 한다. 그래서 수수를 '혈관염증 청소부'라 부르기도 한다. 수수는 또한 면역력을 높여 만성염증 제거에도 도움을 준다.

　수수의 이러한 여러 효능 중에서도 가장 뛰어난 것은 '항당뇨 효과'다. 수수 속 녹말은 체내 분해 속도가 느려 혈당 분해 속도를 낮춰 당뇨환자에게 도움이 된다. 또한 혈당상승을 유발하는 물질을 50%나 억제해주기 때문에 당뇨환자가 복용할 경우 결국 혈당 강하제와 비슷한 효과를 줄 수 있다. 당뇨환자는 수수 잡곡밥, 수수차 등으로 건강하게 수수를 섭취할 수 있다.

수수차 만드는 법

수수를 살짝 볶아서 차를 만들면 누룽지처럼 구수하고 깔끔한 맛이 나므로 누구나 건강하게 즐길 수 있다.

1. 통수수를 씻어 약한 불에 2분 동안 볶는다.
2. 끓는 물 1L에 볶은 수수 한 숟가락을 넣어준다.
3. 적당히 우러나면 마신다.

위장의 만성염증을 박멸하는 항염증 식품은 우리가 잘 아는 '김'이다. 김은 비타민 U가 풍부하여 위장 건강에 도움을 준다. 김 속에는 포피란이라는 항염증 성분이 들어 있는데, 이는 식이섬유의 일종으로 소화작용을 활발하게 하여 위장의 독소배출, 위점막 충혈과 부종 억제 도움, 위암 억제 및 면역력 억제에 도움을 준다.[*] 하지만 조미한 김은 기름이 산화되어 위 건강에 악영향을 주므로 김을 건강하게 먹으려면 생김에 식물성 기름을 넣은 양념장을 곁들이는 편이 낫다. 김에 풍부한 비타민 A는 위점막, 구강, 기도 등에 침입하는 세균과 바이러스를 방어함으로써 면역체계를 유지해준다.

---

[*] 인간 위암 세포를 이용한 포피란의 사멸 활성 연구(2006년 생명과학학회지)

염증을 억제해주는 음식

- 목초 먹고 자란 육류/가금류
- 뿌리채소
- 야채와 과일
- 자연산 연어
- 사과식초산
- 유기농 오메가3 계란
- 유기농 엑스트라버진 올리브/코코넛 오일
- 민트, 로즈마리, 회향, 시나몬 등 허브류
- 견과류
- 녹차
- 강황
- 야채가 들어간 본브로스
- 양파
- 마늘

만성염증의 공격을 가장 직접적, 집중적으로 받는 곳이 관절인데, 그중에서도 관절과 관절을 연결해주는 연골은 매우 치명적이다. 만성염증을 방치할 경우 염증이 관절 주변 조직으로 모두 퍼지면 연골이 다 닳아 없어져 뼈와 뼈가 부딪히며 극심한 통증이 유발된다. 결국 인공관절 수술이 불가피한 상황까지 가기도 한다. 따라서 만성염증을 미리 예방하려는 노력이 필요한데, 관절염의 통증을 막기 위해 먹는 소염진통제는 장기간 복용 시 위장장애 유발 가능성이 높아 주의해야 한다. 관절염 의약품인 비스테로이드계 항염증제 약물 또한 장기간 복용 시 심혈관질환을 유발할 가능성이 높다는 보고도 있어보다 근원적인 치료의 접근이 필요하다.

염증이 장누수를 만들고, 장누수가 염증을 만든다

비만, 당뇨, 만성 스트레스는 우리 몸에 전신성 염증을 만들어내는데, 이 염증이 거꾸로 장에 영향을 주어 염증을 만들어낸다. 이렇게 생긴 장의 염증은 곧 장누수로 이어지고, 장누수 상태가 지속되면 거꾸로 장누수를 통해 몸 안으로 들어온 독소로 인해 염증이 만들어지기도 한다. 이 염증은 우리 몸에 각종 전신질환을 유발하는데, 이 책의 4장에서 더욱 자세히 이야기할 것이다.

우리가 '음식을 먹는' 행위는 '장에 염증반응이 발생한다'는 의미와 같다. 식도를 통해 위로 들어간 음식물은 소화가 어려울수록 염증반응이 강하게 일어난다. 즉 우리가 먹는 음식, 포화지방, 트랜스지방, 불포화지방산 불균형, 스트레스, 세균 불균형, 독소[LPS, 세균대사산물(칸디다 대사산물), 덜 소화된 음식물, 화학물질 독소] 등이 몸 안에 들어오면 장에 염증을 유발하는데, 이것이 장누수를 만든다. 장누수를 통해 이 물질들이 몸 안으로 새어나오면 장 기능 저하가 일어나고, 그 기능 저하가 질병을 일으키게 된다. 피로, 열, 발진, 복통, 흉통 등이 나타나면 내 몸 어딘가가 만성 염증 상태라는 것을 인지할 수

염증은 우리 몸에 어떤 영향을 미치는가?

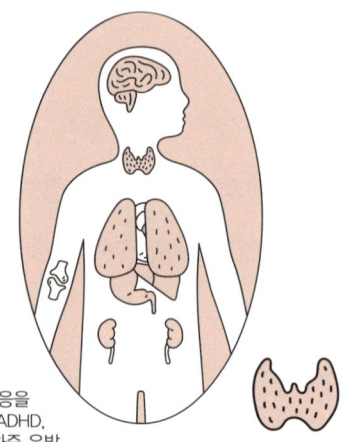

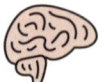
뇌
염증 유발물질이 염증반응을
일으켜 우울증, 불면증, ADHD,
치매, 파키슨, 다발성경화증 유발

갑상선
자가면역 반응의 결과로
갑상선수용체 수가 감소하고
갑상선호르몬 기능을 저하시킴

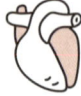
심혈관
심장과 혈관벽 염증이
심장질환과 뇌졸증,
고혈당(당뇨), 빈혈 등 유발

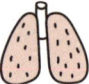
폐
염증이 기도에 자가면역반응을
유도하여 천식 유발

근육
염증유발물질이 근육통과
근육쇠약 유발

위장
만성염증이 위장벽을 손상시켜
역유성식도염, 위염, 과민성장증후군,
크론병 등 유발

뼈
염증이 인체 자연치유력을
저하시켜 골절 빈도가 증가하고
골다공증 위험성 커짐

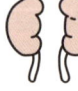
콩팥
염증유발물질이 신장으로 가는
혈류를 저하시켜 부종, 고혈압,
신장염 및 신장기능을 저하시킴

피부
만성염증이 간과 신장을 손상시켜
발진, 피부염, 습진, 여드름, 건선,
주름, 잔주름 등 유발

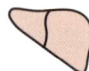
간
염증 축적이 지방간을 유발하고
몸에 독소축적을 가중시킴

아픈 사람의 99%는 장누수다

있다. 결국 염증이 장누수를 만들고, 장누수가 다시 염증을 만들어냄으로써 악순환이 반복된다.

음식이 장누수를 만든다

음식은 장에 들어오는 순간 염증을 일으킨다. 건강상태가 정상인 경우 우리 몸의 보호막인 장벽의 기능을 통해 금세 염증이 사라지지만, 그렇지 않은 경우 이 염증이 지속되면 장벽이 뚫리며 장누수를 일으키게 된다. 그러면 장누수를 일으키는 음식에는 어떤 것이 있을까?

저식이섬유 음식, 설탕과 액상과당, 글루텐, 고지방(불포화지방산 불균형, 트랜스지방), 차가운 음식 등은 장누수의 주범이라고 할 수 있다. 식품첨가제와 알코올도 장누수를 일으키며, 그 외에도 많은 음식들이 있는데 이중 장누수에 치명적인 영향을 미치는 몇 가지 대표적인 음식에 대해 한번 살펴보자.

장누수를 유발하는 음식들

1. 글루텐: 소장세포에서 조눌린 효소를 분비시켜 세포 간 간격을 벌리면서 장누수 유발.
2. 가지과: 솔라딘 독성, 캡사이신 과민증 있는 경우 복통 유발(사람에 따라 다름).
3. 유제품: 소 우유 내 물질인 카제인(알레르기 유발)과 유당(소화를 어렵게)이 장누수를 유발.
4. 가공식품, GMO: 가공식품에 있는 트랜스지방과 음식첨가물 및 방부제 등 화학물질이 장누수를 만들고, 유전자변형식품(GMO)은 렉틴이 다량 함유되어 병원균과 곰팡이들의 내성을 강화시킨다. 가공식품에 첨가되어 있는 설탕은 곰팡이균인 이스트균을 증식시켜 염증을 유발한다.

심각한 전신질환의 주범, 글루텐과 렉틴

'현대인의 뇌질환의 70%가 글루텐의 영향'이라는 연구 결과가 있을 정도로 오늘날 글루텐은 매우 심각한 성분 중 하나가 되었다. 그러나 우리나라뿐 아니라 전 세계가 매일, 거의 매 끼니에 글루텐을 섭취하고 있다고 해도 과언이 아니다. 글루텐은 밀가루, 보리, 귀리 등의 곡물과 소스류 등에 들어 있다.

밀가루 속에 들어 있는 글루텐은 '셀리악병(Celiac, 몸 안에 글루텐을 처

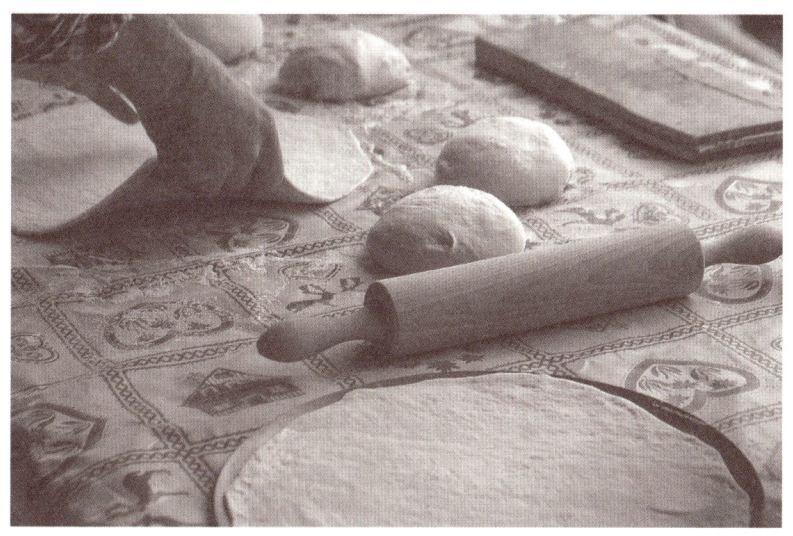

리하는 효소가 없어서 생기는 질환)'을 앓고 있는 사람만 피하면 된다고 하는데, 실은 그렇지 않다. 셀리악병을 앓고 있는 사람뿐 아니라 정상적인 사람의 경우에도 정도의 차이만 있을 뿐 글루텐이 결코 좋은 영향을 주지는 못한다. 글루텐은 장으로 들어가 염증을 일으키고, 자가면역질환을 유발한다. 글루텐이 일으키는 염증 반응은 장내 세포를 죽이고 산화를 일으킨다. 이로 인해 자극을 받은 세포벽이 뚫리면서 장누수가 발생하는 것이다. 장누수를 통해 몸으로 들어온 독성이 차곡차곡 쌓이면서 우리 몸에는 질환이 생기게 된다.

글루텐은 밀의 80%를 구성하는 단백질인데, 글루텐 단백질에서

곡류의 위험성(글루텐, 렉틴)

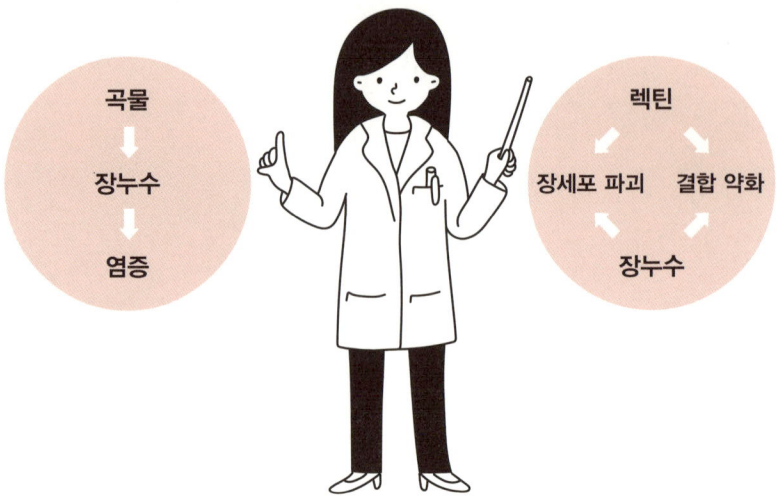

가장 문제를 일으키는 것이 바로 '글리아딘(Gliadin)'이라는 성분이다. 글리아딘은 췌장이나 갑상선과 장기의 구조가 유사해서, 글리아딘에 대항하기 위해 장에서 만들어낸 항체가 나중에는 도리어 자신의 장기를 공격하는 상황이 발생하기도 한다. 이렇게 생겨나는 것이 바로 하시모토병 갑상선기능저하증이나 당뇨병이다. 한 연구에서는 글루텐이 잠재적 발암 촉진 물질이라고까지 발표한 적이 있으니, 글루텐이 얼마나 인간에게 많은 악영향을 미치는지 알 수 있다. 몇몇 전문가들은 건강을 위해 아예 곡물을 끊으라고 극단적으로 말하기도 한다.

조눌린이 장누수를 만드는 과정

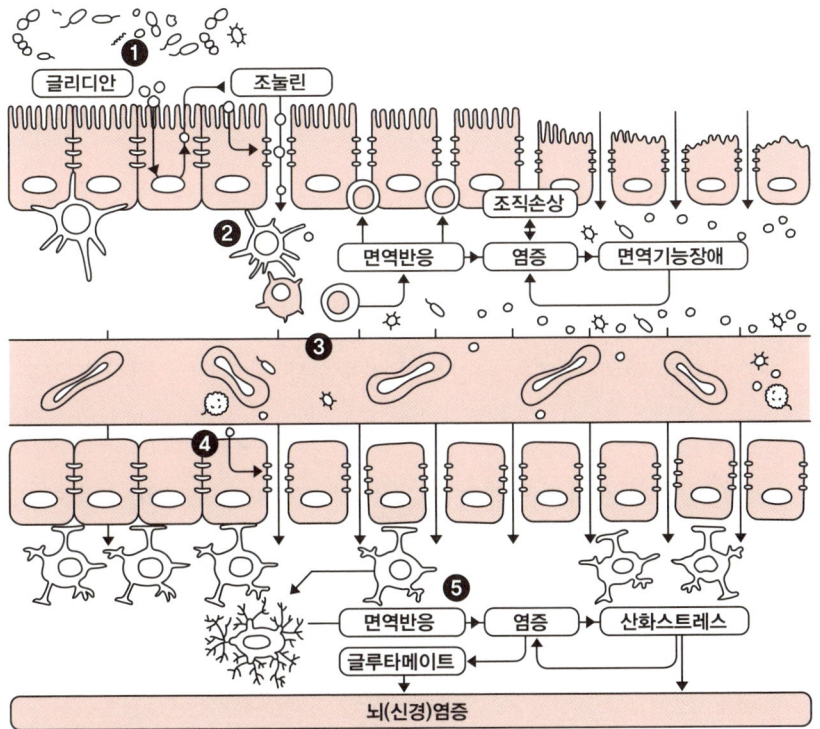

❶ 조눌린 분비
글리디안과 유해균 노출로 장세포에서 조눌린을 분비함
조눌린이 장세포 간 타이트결합을 열게 되고 장누수가 증가하면서 각종 독소들이 몸 안으로 유입됨

❷ 장누수로 인한 면역반응
몸 안으로 들어오는 독소가 많을수록 면역반응과 염증이 증가함
염증과 조직손상이 다시 장누수를 증가시키는 악순환 발생

❸ 독소들이 혈류내 유입
조눌린을 포함하여 독소들과 염증 유발물질 등이 몸 안으로 들어와 혈액순환을 따라 돌면서 전신을 공격할 수 있음

❹ 혈뇌장벽 붕괴(뇌누수 발생)
혈뇌장벽은 몸과 뇌를 구분하는 뇌의 방어막으로 상피세포와 타이트결합으로 구성됨
상피세포 밑에 있는 뇌 성상세포가 뇌 안으로의 독소 유입을 막는 역할을 함
혈류에 있는 조눌린이 장에서와 같은 원리로 혈뇌장벽의 타이트결합을 연다
장누수처럼 뇌도 누수를 일으켜 독소와 염증유발물질들이 뇌 안으로 들어가게 된다

❺ 뇌 안에서의 면역반응이 뇌(신경)염증 유발
독소들이 뇌 안에 있는 성상세포 손상을 야기하면 뇌 면역세포인 글리아 세포의 면역반응의 결과로 뇌(신경)염증 발생
뇌의 염증이 불면증, 우울증, 기분조절장애, 알츠하이머 치매, 파킨슨, 자폐증, 발달장애, 자율신경실조증, 인지장애 등 유발

글루텐 성분 중 하나인 글리아딘이 무서운 것은, 장세포가 글리아딘이 들어왔다는 사실을 인지하는 순간 조눌린이라는 효소를 곧바로 만들어낸다는 것이다. 조눌린은 장의 틈을 벌려 장누수를 일으키는 주요 원인이다. 장의 타이트결합 조절을 통해 장 속의 나쁜 것들이 몸 안으로 빠져나오지 못하게 해야 하는데, 조눌린 때문에 결합 조절 능력이 상실되니 심각한 문제가 생기는 것이다.

곡류에 들어 있는 렉틴 또한 장누수의 주범이다. 렉틴은 글루텐과 마찬가지로 장내 세포를 손상시켜 장누수를 일으킨다. 렉틴은 곡물 속에 들어 있는 독성 물질이라고도 하는데, 렉틴이 우리 몸으로 들어오면 영양소의 소화를 방해하는 작용을 한다. 또한 소장의 융털 벽면에 손상을 주고, 장세포에 구멍을 뚫거나 틈을 벌려 장누수를 일으킨다. 그리고 렉틴은 식욕을 조절하는 호르몬인 '렙틴(Leptin, 포만감을 느끼게 한다)'의 활동에 저항을 불러일으켜서, '먹어도 먹어도 식욕이 넘치는' 현상이 나타난다. 이 현상은 자연히 비만으로 이어진다.

물론, 건강한 사람의 경우 밀가루, 곡물을 몇 번 먹었다고 해서 바로 문제가 생기는 건 아니다. 하지만 장에 문제가 있거나 렉틴과 글루텐에 민감한 사람의 경우 바로 반응이 일어난다. 또한 글루텐과 렉틴은 가랑비에 옷 젖듯이 누적이 되어 장누수를 일으킨다. 많이 먹으면 먹을수록 장은 자극이 될 것이고 임계점을 넘어서면 장누수가 일어난다. 곡류 중 발아가 된 것은 괜찮다. 발아 과정에서 독소가 사용되기 때문이다. 몸에 독소가 많거나 만성적인 질환을 가지고 있는 사람이라면 장누수가 더 빨리 일어나기 때문에 전문가들은 곡류를 채소, 과일로 대체하라고 이야기한다. 하지만 현대인의 식생활 때문에 꼭 먹어야 한다면 발아현미를 먹는 편이 낫다. 그리고 장누수는 한 가지 요인이 아니라 여러 요인이 한꺼번에 결합될 때 더욱 빨리 일어난다.

글루텐과 밀이 숨겨진 음식들

- 처방 약물
- 화장품, 립스틱
- 간장
- 개인 생활용품(독소)
- 맥주
- 피클
- 커피
- 푸딩
- 아이스크림
- 소시지
- 캔으로 된 조리된 콩

- 기침 약물(시럽)
- 향신료
- 아이스크림
- 간장
- 맥주
- 빵
- 가공 양념류(케첩, 겨자, 샐러드 드레싱)
- 가공 포장육류
- 간장
- 게살
- 샴푸

칸디다균이 살기 좋은 환경을 만드는 차가운 음식

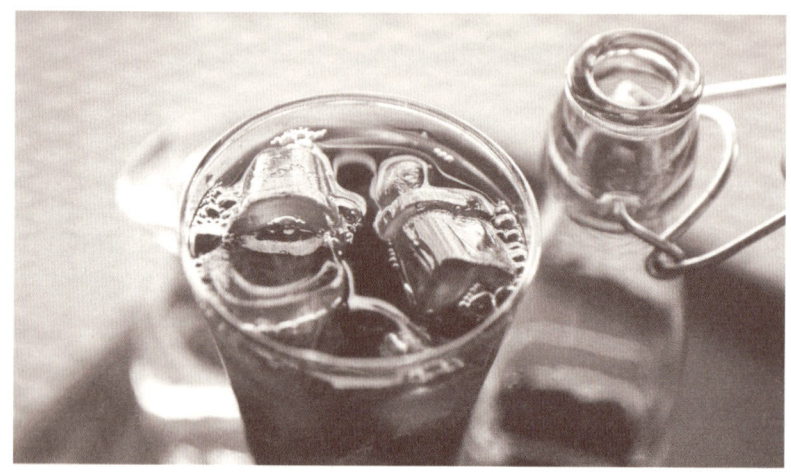

차가운 음식을 자주 섭취하면 장이 축축하고 습한 환경으로 조성된다. 이런 환경은 칸디다 같은 곰팡이 균들이 서식하기에 좋은 환경이다. 여기에 설탕이나 가공식품들을 먹는 식습관이 더해지면 칸디다균이 과다 증식하는 기폭제 역할을 한다. 칸디다균은 모든 사람의 몸에 어느 정도는 존재하는 미생물인데, 이게 소량일 때는 인체에 큰 영향을 주지 않지만 과다 증식하게 되면 인체에 엄청난 악영향을 끼친다.

칸디다가 과다 증식하면 장벽에 구멍을 내어 장세포를 손상시키거나 괴사시켜 장누수를 유발시킨다. 장누수보다 더 위험한 것은 칸디다가 만들어내는 독소다. 장누수로 인해 몸 안으로 들어오는 칸디다 독소들은 50여 가지가 넘을 정도로 많고, 독소 하나하나가 인체에 심각한 영향을 줄 수 있는데, 특히 간을 공격하여 간기능을 저하시키는 주범으로 꼽히기도 한다. 이런 경우에는 찬 음식과 설탕 및 가공식품들을 멀리하고 따뜻한 한방차와 천연당을 수시로 먹어주는 것이 매우 효과적이다.

장내세균 불균형을 만드는 고지방 음식

고지방식이를 하면 장내세균 구성에 변화가 생기면서 장누수가 발생한다.

첫째는 불포화지방산 불균형으로, 이런 식이를 지속적으로 하게 되면 장내세균 수가 전반적으로 줄어들어 장내세균 불균형이 일어난다. 장내세균 불균형으로 인해 장벽에 자극이 가해지면 장세포는 쉽게 손상되고 염증을 일으켜 장 기능이 저하된다.

둘째는 포화지방이 과다한 경우로, 이런 식이는 장내세균 구성을 유해균이 우세한 환경으로 바꾸어 장벽손상을 일으킬 뿐만 아니라 세균 독소인 LPS를 과다하게 생성시킨다. 장누수가 일어난 경우 이 LPS들이 몸 안으로 유입되면서 전신에 걸쳐 염증질환을 비롯한 여러

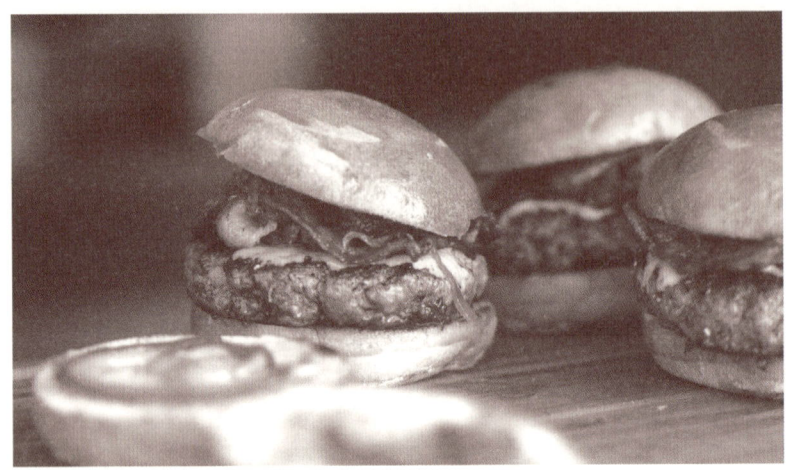

질환들이 생겨난다. 특히 LPS는 전신에 염증을 만들어 인슐린저항성을 유발하면서 당뇨2형을 유발하기도 하고, 전신성 미세염증 상태인 비만도 초래한다. 비만은 칼로리 과다 섭취에 의해서만 나타나는 것이 아니라 우리 몸이 염증상태에 놓이거나 장내세균이 어떻게 구성되는가에 의해서도 나타날 수 있다. 다이어트를 준비하는 사람들이라면 한 번쯤 생각해볼 만한 이슈다.

고지방식이를 변화하기 위한 지혜로운 방법 중 하나는 좋은 지방인 '코코넛'을 섭취하는 것이다. 코코넛은 좋은 포화지방과 분쇄지방을 제공한다. 좋은 코코넛에는 항염증성분이 있으며 건강한 지방은 깨끗한 에너지의 가장 좋은 공급원이 된다. 좋은 지방을 충분히 섭취

좋은 지방	나쁜 지방
• 기 버터 • 코코넛 밀크 • 코코넛 오일 • 아보카도 오일 • 올리브 오일 • 생선(오메가3) • 계란	• 카놀라 오일 • 콩 오일 • 해바라기 오일 • 옥수수 오일 • 홍화씨 오일 • 포도씨추출 오일 • 마가린 • 목화씨 오일 • 땅콩 오일

하면 에너지가 향상되고 호르몬이 제대로 작용하여 장내 유해균이 억제되며 체중 감량의 효과도 볼 수 있다.

몸의 보호 장벽을 얇게 만드는 유화제

유화제는 물과 기름을 잘 섞이게 하는 역할뿐 아니라 농도를 향상시켜 빵을 더 부드럽고 맛있게 만들고 보존 기간도 더 길어지게 하는

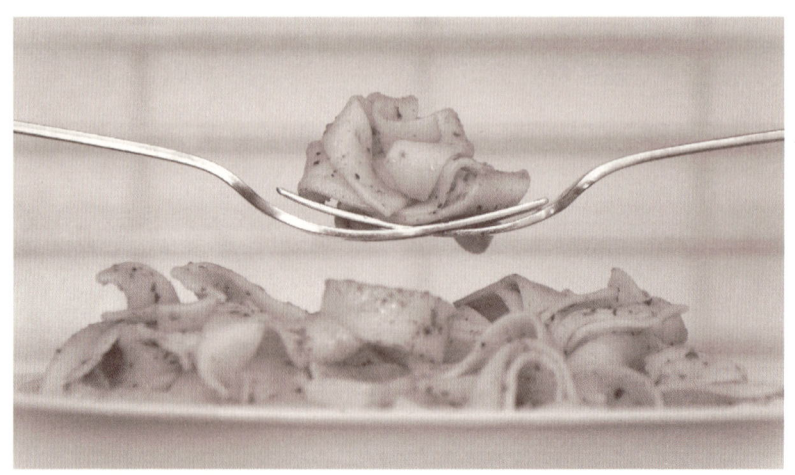

역할을 한다. 따라서 빵과 케이크를 만들 때 빠지지 않는 대표적인 첨가물인 유화제는, 두부, 스파게티, 라면 등의 면류와 커피믹스에도 함유되어 있다.

그러나 유화제는 장벽의 방어기능 중 중요한 역할을 하는 점액을 얇게 만든다. 점액이 얇아지면 장세포들이 장내세균에 노출되어 장벽은 쉽게 손상되고 염증이 발생한다. 장뿐만 아니라 전신에도 미세염증을 만들어 장누수뿐만 아니라 인슐린저항성을 유발하면서 우리 몸은 비만과 대사증후군 등에 쉽게 노출된다.

장을 활짝 열어 독소를 마구 유입하는 알코올

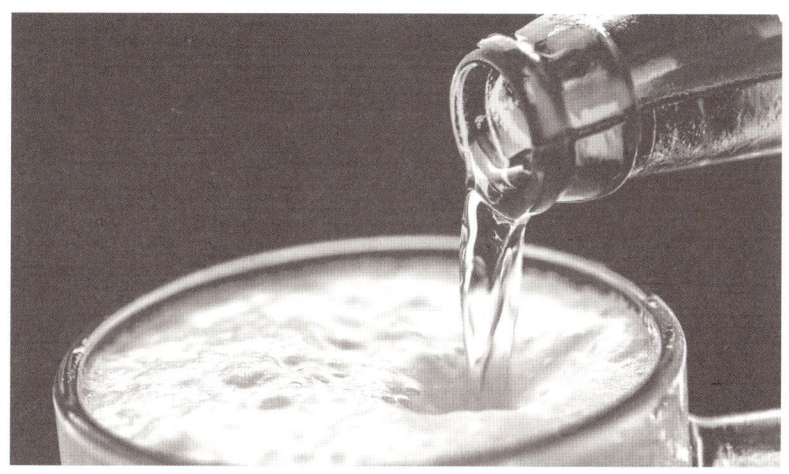

알코올은 우리 몸을 보호하는 장벽의 기능을 방해하고 장누수가 생길 가능성을 높인다. 회식이나 친구들과의 술자리에서 술을 좀 과하게 마실 경우, 최대 4일까지 장의 타이트결합이 열린 상태로 놓인다는 임상자료도 있다. 알코올은 소화를 어렵게 만들기도 하지만 더욱 심각한 것은 장을 손상시키는 데 강력한 무기로 작용하여 우리가 인지하지 못하는 사이 몸 안으로 독소를 유입시킨다는 사실이다.

다음은 알코올이 장누수를 만들 수밖에 없는 3가지 이유를 정리한 것이다.

1. 알코올이 췌장에서의 소화효소 분비를 억제하여 소화를 어렵게 만든다.
2. 알코올이 위장벽을 보호하는 프로스타글란딘(점액) 생산을 줄여 장벽의 방어기능을 약화시킨다.
3. 알코올이 장세포 간 타이트결합을 여는 유전자를 활성화시킨다.

알코올이 장벽을 손상시킨다

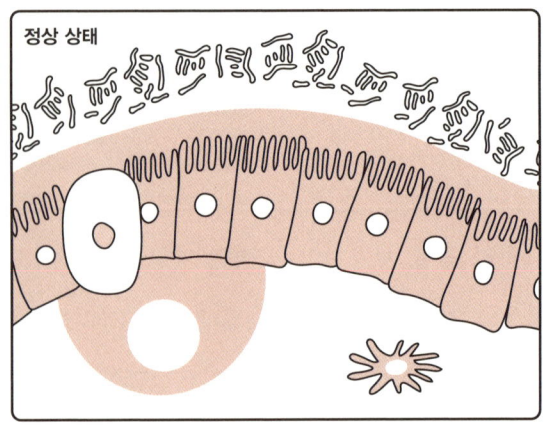

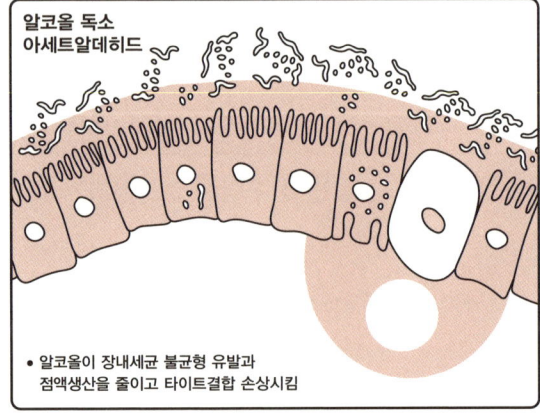

- 알코올이 장내세균 불균형 유발과 점액생산을 줄이고 타이트결합 손상시킴

장에 염증을 만드는 유제품 속 카제인

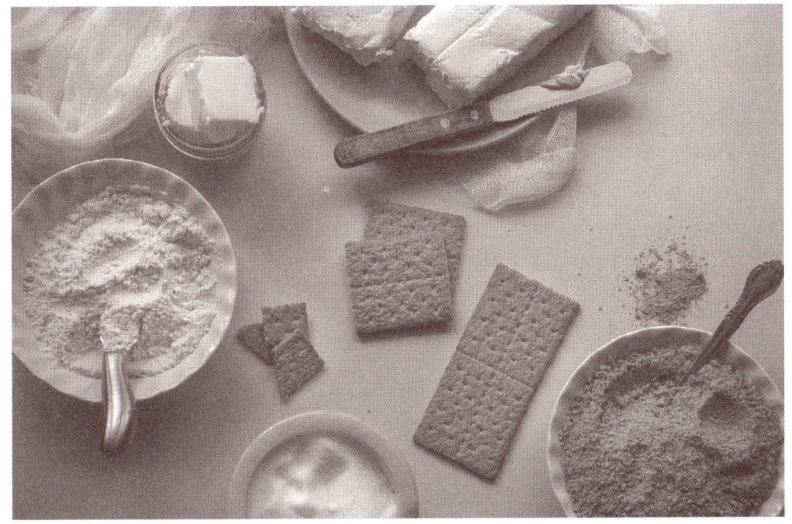

우유 속에 들어 있는 카제인은 우유를 구성하는 주요 단백질이다. 그런데 이 카제인은 '불내증'으로 인해 장누수를 일으킨다. 불내증이란 특정한 음식에 대해 인체에 소화효소가 없어 소화를 정상적으로 할 수 없는 경우를 뜻하는데, 우리나라 사람들이 우유 등의 유제품을 섭취했을 때 불내증을 일으키는 경우가 30% 이상이라고 한다. 유당 불내증의 경우 유제품을 섭취했을 때 설사, 구토 등의 증상이 나타나는데 유당 불내증은 선천적으로 가지고 태어나기도 하고 후천적으로 가지게 되기도 한다. 유당 불내증이 있는 경우에는 유제품을 섭취하지 않는 것이 가장 간단한 치료법이다. 그러나 불내증이 있는데도 지속적으로 유제품을 먹게 된다면 장에 염증이 일어난다. 또한 유제품을 계속 섭취할 경우 장 속에 살고 있는 여러 세균들(나쁜 균과 좋은 균)의 균형을 깨는 장내세균 불균형이 일어나 결국 장누수로 이어진다.

유해균들이 가장 좋아하는 먹잇감인 액상과당, 설탕, 아스파탐

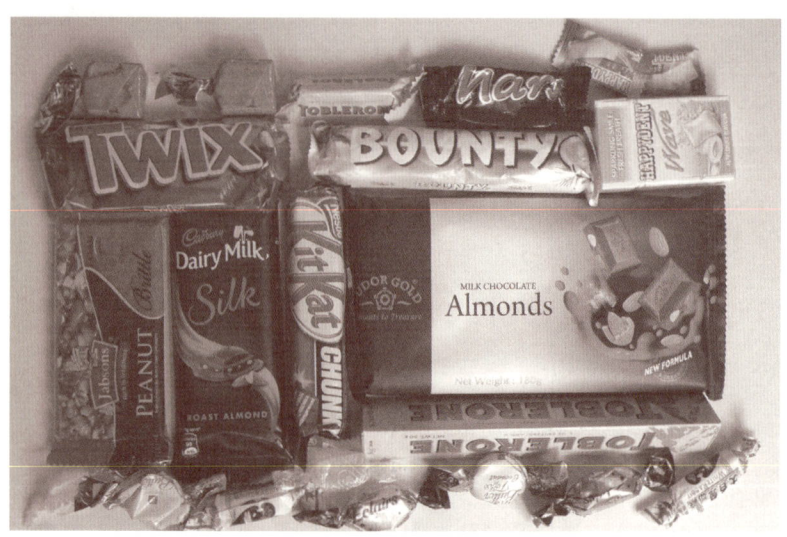

탄산음료, 아이스크림, 과자, 빵 등에 들어 있는 설탕과 액상과당은 장에 있는 세균들이 가장 좋아하는 먹잇감이다. 이런 음식을 먹는

순간 세균들은 장 내에서 파티를 벌이면서 과다 증식을 일으킬 뿐만 아니라 장벽을 자극해서 염증을 만든다. 염증이 생긴 장벽이 뚫리며 장누수가 발생한다.

설탕은 우리 몸에 들어와 독소로 작용한다. 따라서 설탕독소 섭취가 많은 요즘 아이들은 부모보다 먼저 죽는 첫 세대가 될 수도 있다. 그 정도로 심각하다는 뜻인데 요즘 우리가 손쉽게 먹을 수 있는 빵, 과자, 아이스크림, 피자, 햄버거, 음료수 등의 가공식품에는 거의 대부분 설탕이 들어 있다. 이 설탕독소로 인해 10대 때부터 이미 비만이 발생하고, 이 비만으로 인해 대사증후군이 생겨난다.

설탕은 우리 몸에 어떻게 독소로 작용하는가

```
                        설탕
         ┌───────────────┼───────────────┐
        과당            포도당         지방(지방산)
         │               │               │
         │               │               │
         ▼               ▼               ▼
                        비만         장내세균
                         │           불균형
  ┌──────────┐   ┌──────────┐         │
  │ 지방간   │   │  당화    │         ▼
  │ 과식 유발│   │(신장,눈, │        장누수
  │ 장 염증  │   │  신경)   │
  │(설사,구토)│  │  여드름  │
  │중성지방, │   │ 만성 염증│
  │  LDL     │   │          │
  └──────────┘   └──────────┘
         │               │
         │               ▼
         │          만성 염증
         │               │
         │               ▼
         └──────▶  인슐린저항성 ⇨ 당뇨 2형 ⇨ 심혈관 질환
```

PART 3 장누수의 원인은 무엇일까?

그런데 이러한 설탕보다 액상과당이 실은 우리 몸에 훨씬 위험하다. 액상과당은 우리가 포만감을 느끼게 하는 '렙틴'이라는 호르몬을 억제시켜 포만감을 못 느끼게 하고, 이는 곧 과식으로 이어져 비만과 지방간, 전신염증의 주범이 된다. 또 과당은 우리 몸에서 에너지원으로 사용을 못하기 때문에 간으로 가서 지방으로 전환되면서 지방간을 만들고, 간에 산화스트레스를 야기시켜 염증을 일으킴으로써 간 질환을 유발한다.

사실 액상과당은 우리가 건강한 식품이라 알고 있는 과일에서 발견되는 과당과는 다르게 합성으로 만든 과당이기 때문에 이것이 우리 몸에 문제를 일으킨다는 사실이 좀 의아할지 모른다. 액상과당이 문제가 되는 이유는 좀 복합적인데, 액상과당은 에너지원으로 전혀 사용되지 않고 간에 과부하를 주어 간을 손상시킬 뿐만 아니라 비만을 비롯하여 대사증후군과 심혈관질환을 일으킬 수 있는 원인으로 작용할 수가 있다. 오늘날 우리가 섭취하는 액상과당의 출처, 양, 노출 기간, 그리고 다른 탄수화물이 과다하게 섭취되는 상황을 몸이 감당할 수 없기 때문에 문제가 되는 것이다.

만약 우리가 정제 탄수화물(설탕, 액상과당, 밀가루, 쌀밥 등)을 이렇게 많이 섭취하지 않고, 과일에서 발견되는 정도의 과당만 가끔씩 섭취했다면 문제가 되지 않았을 것이다. 실제로 통과일은 탄산음료나 농

축주스 한 캔에 비해 상대적으로 당이 적다. 중간 크기의 사과 1개에는 풍부한 섬유질과 함께 당분이 70칼로리 조금 넘게 들어 있는 데 반해, 시중에 파는 340g짜리 탄산음료 한 캔에는 그 두 배인 140칼로리가 들어 있다고 한다. 우리 조상들은 어쩌다 한 번씩 소량의 과일을 따먹을 수 있었지만, 현대인은 상당한 양과 빈도로 액상과당에 노출되어 있는 게 사실이다. 심지어 최근 우리가 섭취하는 과당의 주요 출처는 화학적으로 가공되어 상당히 빠르게 흡수되는 액상과당과 설탕이다. 주식으로 섭취되는 탄수화물(밀가루, 백미, 빵, 떡 등)을 통해 포도당이 과잉 공급되는 상황도 무시할 수 없다.

당분을 과다 섭취할 경우 우리 몸에는 시간의 흐름에 따라 많은 변화가 일어난다. 실험에 의하면, 당분과당을 섭취한 후 20분이 되면 혈당이 급상승하는데, 이때 혈당을 낮추기 위해 혈당인슐린이 증가한다. 그러면 당연히 인슐린을 만드느라 무리를 해 췌장혈당이 조절되지 않는 당뇨병으로 발전한다. 또 30분 후면 혈관탄력이 저하되고 혈관이 좁아지며 혈압이 상승한다. 당분과다 섭취 시 고혈압이 발생할 확률이 66% 이상 증가한다고 한다. 40분 후면 우리 뇌에서 즐거움, 쾌감 등의 감정을 느끼게 하는 호르몬인 도파민의 수치가 과다해지면서 뇌가 흥분되고 만족감을 느끼게 된다. 이런 기억이 뇌에 입력되면 그것을 되살리고 싶은 욕구가 발생하면서 중독이 일어난다. 마

당분 섭취 후 시간의 흐름에 따른 변화

당분 과다 섭취 20분 후

⇩

- 혈당 조절 호르몬 인슐린 분비 증가
- 인슐린을 만드느라 무리하게 되는 췌장
- 혈당이 조절되지 않는 당뇨병으로 발전

당분 과다 섭취 30분 후

⇩

- 혈압 상승, 혈관 탄력저하

당분 과다 섭취 40분 후

⇩

- 도파민 수치 과다 증가
- 중독 증상 유발

당분 과다 섭취 60분 후

⇩

- 면역세포 손상
- 면역력 저하

지막으로 당분을 과다 섭취한 지 60분이 지나면 당이 대사되는 과정에서 발생하는 활성산소로 인해 면역세포가 손상된다. 그중 대표적인 면역세포는 NK세포인데, 이는 암세포의 자살을 유도하는 세포로 NK세포가 감소하면 결과적으로 암 유발의 가능성이 높아진다.

이처럼 과당이 인체에 끼치는 영향은 많지만 장누수와 연관된 부분을 보자면, 과당이 소장에서 혈액으로 흡수되지 못하고 대장으로 가는 것이 문제가 된다. 대장에 거주하는 박테리아에 의해 과당이 분해되면 가스가 차고 설사를 일으키는 화학물질이 만들어지고, 소장내 세균과다증식(SIBO)이 발생할 수 있다. 소장내 세균과다증식(SIBO) 상태가 되면 세균들이 장벽을 자극함으로써 장벽 손상이 일어나 장누수 발생이 쉬워진다.

나쁜 과당은 이처럼 최대한 피해야 하는 음식 중 하나다. 간 손상, 독소 축적, 최종당화산물 생성, 지방간을 일으키고 비만, 장내세균의 과다 증식, 곰팡이 감염의 원인이 되며 뇌기능을 떨어뜨린다. 또한 액상과당을 섭취할 경우 식욕이 비정상적으로 증가되어 비만이 되기 쉽고, 당뇨, 고혈압, 통풍의 주요 원인이 되기도 한다. 당과 마찬가지로 청량음료에 첨가된 아스파탐은 식욕을 끌어올리는 원흉으로 체내에서 포름알데히드라는 발암물질로 분해된다. 아스파탐은 우리

나라에서 단맛을 내기 위해 가장 많이 쓰이는 인공감미료로서 설탕의 200배에 달하는 단맛을 낸다. 이런 과당의 단맛을 포기하기란 현실적으로 불가능하지만 과다한 당 섭취를 줄이기 위해 '좋은 단맛'을 선택하는 방법을 알아보자.

좋은 단맛을 내는 음식들

1. 생꿀: 생꿀은 항산화물, 효소 영양소를 함유하지만 가열하면 대부분 파괴되어 효과가 사라지기 때문에 가열하지 않고 섭취한다.
2. 메이플 시럽: 순수 메이플 시럽은 과당이 아주 적어서 괜찮다. 하지만 매일 많이 먹지는 말아야 한다.
3. 스테비아: 중남미 산간지방에서 주로 자라는 식물로 잎에서 단맛을 내는 스테비아 분말을 추출해 설탕 대신 사용하며 단맛이 무려 설탕의 300배나 된다. 스테비아는 섭취를 하면 인체 소화기관에서 전혀 흡수되지 않는 특성이 있다. 혈액을 탁하고 끈적끈적 고혈당 상태로 만들어 염증을 일으키는 설탕과 달리 소화가 되지 않고 그대로 몸 밖으로 배출되어 다이어트와 당뇨 예방에 도움이 되는 착한 식품이다. 단, 신장 건강이 좋지 않거나 저혈당인 사람들은 혈당을 너무 낮추어 쇼크를 일으킬 수 있으므로 주의하는 것이 좋고 전문가와 상의 후 섭취해야 한다.

식품에 들어 있는 당분함유량(각설탕 개수로 표현)

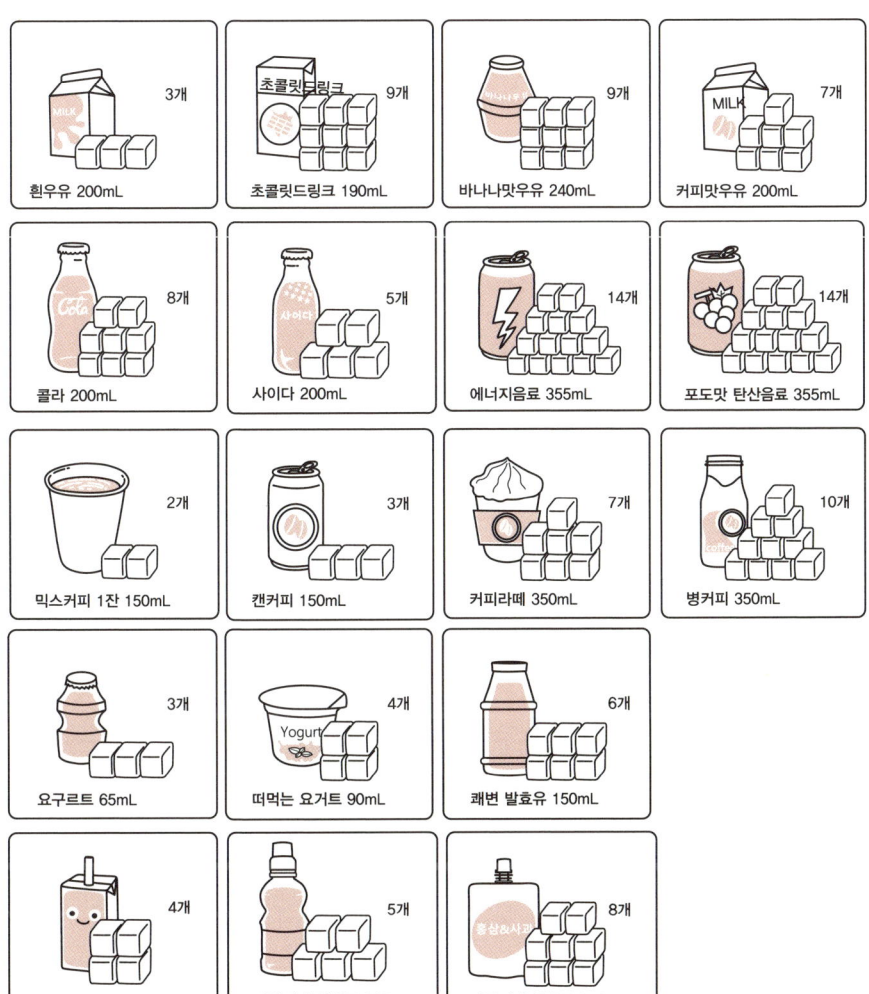

PART 3 장누수의 원인은 무엇일까?

몸에 들어와 독소로 돌변하는 각종 식품첨가물

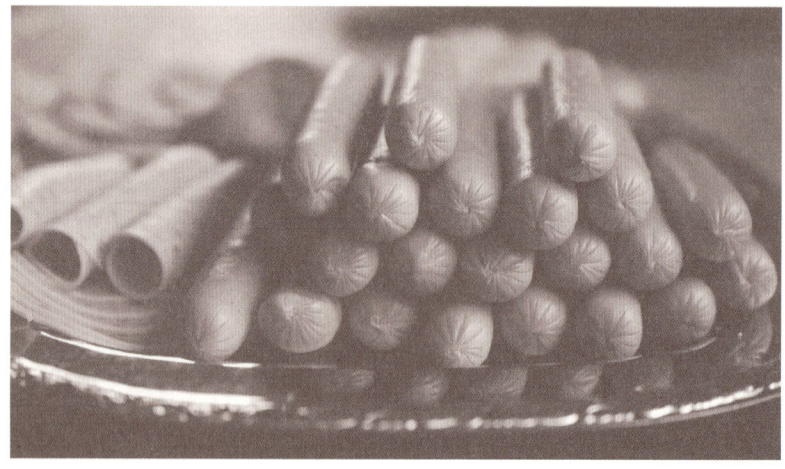

편의점에서 간단하게 구입할 수 있는 패스트푸드, 인스턴트 음식 속에는 식품첨가물이 많이 함유되어 있다. 식품첨가물은 식품을 오래 보관하고, 맛을 좋게 하거나 먹음직스러운 색깔을 내기 위해 음식에 첨가하는 물질인데 이 식품첨가물이 몸속으로 들어가면 독소로 작용한다. 이 독소는 장내세균 불균형을 일으키고 장벽에 자극을 주어 장누수의 원인이 된다.

한국인은 보통 1년 동안 총 약 25kg의 식품첨가물을 먹는다고 한다. 우리도 모르는 사이 몸 안으로 들어오는 식품첨가물은 식품의 부패를 방지하기 위해 넣는 보존료, 감미료, 착색료, 발색제, 표백제 등

인데 이를 25kg이나 먹는다고 하니 실로 엄청난 양이다. 해독을 통해 이 첨가물들을 몸에서 배출해내지 않으면 장누수를 막기는 힘들 것으로 보인다. 다음은 우리가 흔히 먹는 음식 중 식품첨가물이 가장 많이 함유되어 있는 5가지를 순위로 나열한 것이다. 장누수를 막기 위해서는 가급적 이런 음식은 피하는 것이 좋다.

식품첨가물이 많이 들어간 음식 1~5위

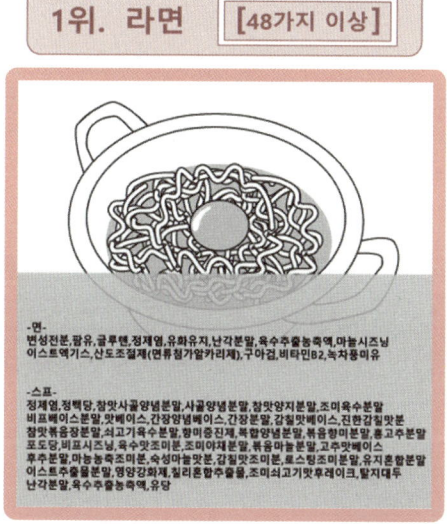

1위. 라면(48가지 이상)

- 팜유: 면발을 튀길 때 들어가는 식품첨가물(고혈압, 각종 성인병 유발)
- 맛과 향을 위해 과도하게 첨가되고 있는 분말 종류만 해도 19가지
- 라면스프에만 30가지 이상의 식품첨가물 사용

2위. 과자 [25가지 이상]

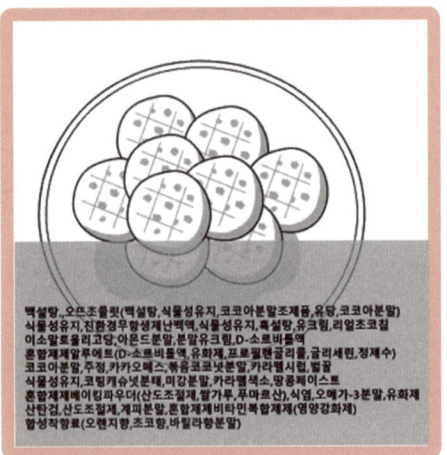

백설탕,오픈조콜릿(백설탕,식물성유지,코코아분말조제품,유당,코코아분말)
식물성유지,진환경무팜생제난말렉,식물성유지,혹설탕,유크림,리얼조코칠
이소말토올리고당,아몬드분말,분말유크림,D-소르바톨액
혼합제제알루에트(D-소르비톨액,유화제,프로필렌글리콜,글리세린,정제수)
코코아분말,주정,카카오메스,볶음코코아분압,카라멜시럽,벌꿀
식물성유지,코팅케슈넛분태,미강분말,카라웰색소,망콩페이스트
혼합제제베이킹파우더(산도조절제,찰가루,무마르산),식염,오메가-3분말,유화제
산탄검,산도조절제,계피분말,혼합제제비타민복합제제(영양강화제)
합성착향료(오렌지향,초코향,바닐라향분말)

2위. 과자(25가지 이상)
- 산탄검(잔탄껌): 점성이 필요하거나 기름과 잘 섞이게 하기 위해 사용되는 첨가물(과자, 젤리, 푸딩, 케첩 등에 주로 사용)
- 2011년 산탄검에 있는 분유제품을 먹은 아기가 괴사성 장염에 걸림, 그 외 15건의 괴사성 장염 발생(아이 사망사례 2건) – 국내에선 조치 없음

3위. 아이스크림 [24가지 이상]

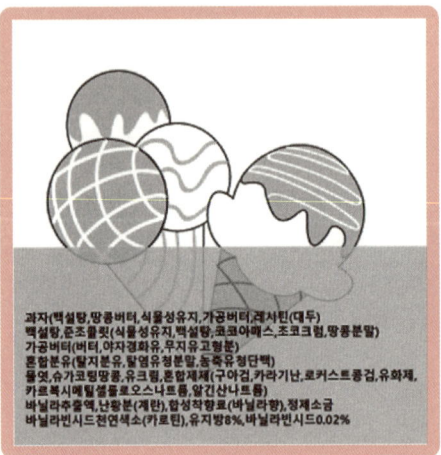

과자(백설탕,땅콩버터,식물성유지,가공버터,겨서틴(대두)
백설탕,준조콜릿(식물성유지,백설탕,코코아메스,조코크림,땅콩분말)
가공버터(버터,야자경화유,무지유고형분)
혼합분유(탈지분유,탈염유청분말,농축유청단백)
물엿,슈가크팅땅콩,유크림,혼합제제(구아검,카라기난,로커스트콩검,유화제,
카르복시메틸셀룰로오스나트륨,알긴산나트륨
바닐라추출액,난황분(계란),합성착향료(바닐라향),정제소금
바닐라빈시드천연색소(카로틴),유지방8%,바닐라빈시드0.02%

3위. 아이스크림(24가지 이상)
- 카라기난: 아이스크림의 부드러운 촉감과 쫄깃한 식감, 보수력이 우수해 시간이 지나도 점도에 변화가 없게 함(일본에서 위험등급 4등급의 첨가물로 분류)
- 쥐 실험에서 쥐의 장에 궤양을 일으켜 종양을 유발시킴

아픈 사람의 99%는 장누수다

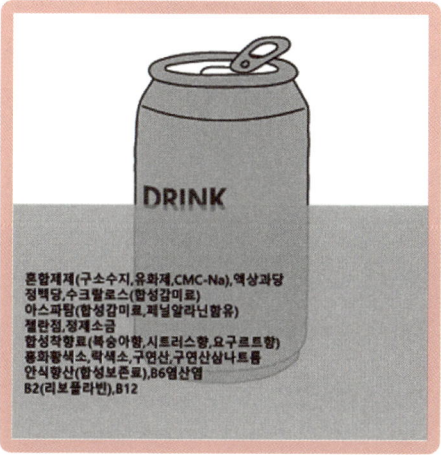

4위. 음료수(19가지 이상)

- 합성보존료: 안식향산나트륨 (미생물의 증식억제)
- 다른 식품과 혼용할 시 유해성 증가
- 비타민 C+안식향산나트륨: 발암물질 벤젠 발생
- 카페인+안식향산나트륨: 벤조산나트륨카페인(스트레스, 두통유발)
- 인공색소+안식향산나트륨: 행동장애를 일으킬 수 있음
- 주의력 결핍, 과잉행동장애가 없는 아이들 297명에게 색소를 넣은 주스를 마시게 한 결과 주의력 결핍, 과잉행동장애가 발생(영국식품기준청에서 주의력결핍, 과잉행동장애가 있는 아이들에게 사용자제 권고)

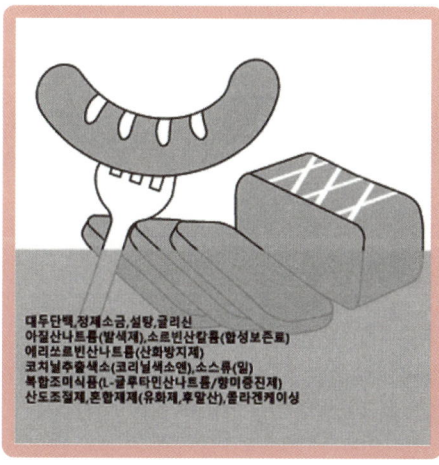

5위. 햄, 소시지(14가지 이상)

- 단백질 구성성분인 아민과 아질산나트륨(육가공식품의 색을 선명하게 하고 변질억제, 맛을 짭짤하게 만들어주는 첨가물)이 결합되면 유해물질인 '나이트로소아민' 발생(미국에서 사용 자제, 캐나다에서 사용금지)
- 합성보존료: 소르빈산칼륨(세포 간 신호전달을 방해하는 독성을 유발)
- 코치닐추출색소: 장염과 알레르기 유발

PART 3 장누수의 원인은 무엇일까?

식품첨가물의 경우 성인 기준 하루 10g, 1년에 약 4kg의 섭취가 적당하나 2009년 한국식품과학회에서 실시한 식품첨가물 섭취에 대한 조사 결과에 따르면 하루에 섭취하는 식품첨가물의 종류가 약 70~80여 가지에 이르며, 1년 동안 섭취하는 식품첨가물의 양은 무려 24.69kg이나 된다고 한다. 식품첨가물은 수용성 성분이 많아 80~90%가 몸 밖으로 배출되긴 하지만 남아 있는 10%가 체내에 쌓여 각종 질병을 유발시킨다. 체외배출이 가능한 중금속과는 달리 식품첨가물은 강제배출 방법이 없으므로 적게 먹는 것밖에는 방법이 없다.

한국인이 1년 동안 섭취하는 식품첨가물

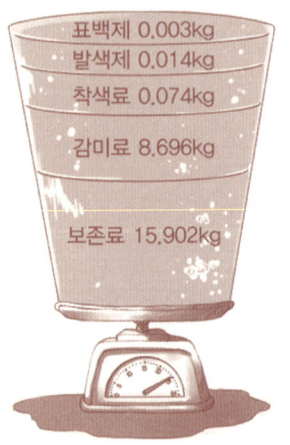

(체중 55kg 성인 기준)

표백제 0.003kg
발색제 0.014kg
착색료 0.074kg
감미료 8.696kg
보존료 15.902kg

총 24.69kg

우리가 흔히 접할 수 있는 식품첨가물에는 어떤 것이 있을까?

1. 방부제: 세균의 성장을 억제하기 위해 사용. 치즈, 초콜릿, 음료수, 고추장, 자장면, 마가린, 빵, 단무지, 케첩, 발효유, 오이지, 햄 등에 쓰임. 심한 경우 중추신경마비, 위염을 일으키고 간에 악영향을 주며 발암에 영향을 준다.

2. 감미료: 단맛을 내며 설탕의 수백 배 효과를 내는 물질. 청량음료, 간장, 과자, 빙과류 등에 많이 들어 있으며 심한 경우 소화기, 콩팥장애, 자궁암, 방광암 등을 일으킨다. 이외에 상큼한 맛을 내는 산미료, 감칠맛을 내는 조미료 등 맛을 내기 위해 식품첨가물을 사용한다.

3. 화학조미료: MSG 등으로 맛을 자극적으로 만들어주거나 향을 바꾸는 물질로 과자, 통조림, 음료수, 카라멜, 다시마, 맛소금, 감치미 등에 들어 있다. 심한 경우 어린이의 뇌손상, 천식, 우울증, 현기증, 손발저림, 두통 등을 일으킨다.

4. 착색제: 맛있어 보이게 하기 위해 색을 내는 화학물질. 치즈, 버터, 아이스크림, 과자, 사탕, 소시지, 푸딩 등에 들어간다. 심한 경우 간, 혈액, 콩팥의 장애를 일으키며 발암에 영향을 준다.

5. 발색제: 색을 더욱 선명하게 하는 데 사용하는 물질. 햄, 소시지, 어류제품 등에 사용되며 심한 경우 빈혈, 호흡기능 악화, 급성 구토, 발한, 의식불명, 간장암 등을 유발한다.

6. 표백제: 색깔을 희게 하는 데 사용하며 과자, 빵, 빙과류 등에 많이 들어 있다. 심한 경우 순환기 장애, 위정막자극, 천식, 호흡기 점막과 눈 자극, 유전자 손상, 염색체 이상 등을 일으킨다.

7. 착향료: 식품의 향을 내기 위해 사용.

8. 산화방지제: 식품의 변질을 막고 보관성을 높이기 위해 사용.

9. 유화제: 식품의 물과 기름이 잘 섞이게 하기 위해 사용.

10. 응고제, 팽창제: 식품의 형태와 조직감을 유지하기 위해 사용.

11. 증점안정제: 식품의 질감을 쫄깃하게 하기 위해 사용된다. 아이스크림, 젤리 등에 들어 있다.

균형이 무너지면 불리하게 작용하는 불포화지방산

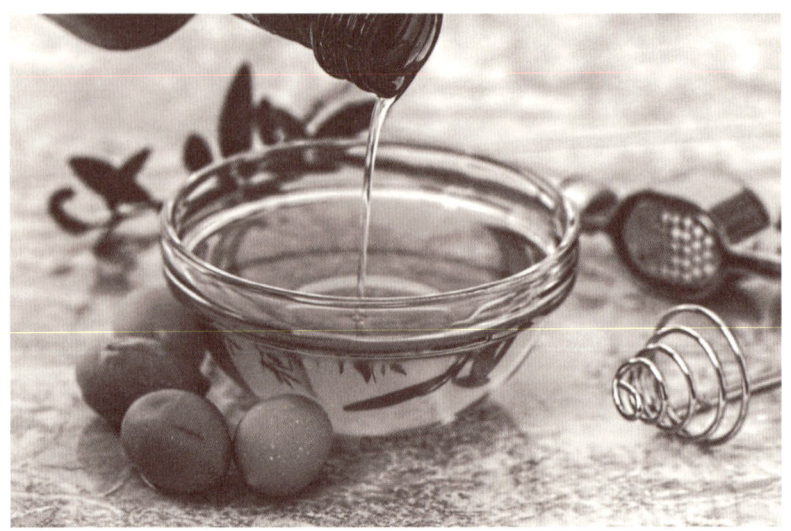

'불포화지방산'이란 대체로 인체에 유리하게 작용하는 필수지방산으로 우리가 잘 아는 오메가3와 오메가6를 의미한다. 오메가3는 우리 몸에 염증을 억제하는 역할을 하고, 오메가6는 염증을 유발하는 역할을 한다. 포화지방은 산화가능성이 없지만 불포화지방산은 산화를 하기 때문에, 그 산화 정도가 인체가 방어할 수 있는 범위를 넘어선다면 인체에 독소로 작용하면서 질병을 일으킨다.

오메가3는 흔히 고등어, 연어 등의 생선기름이나 견과류, 들기름, 아마씨유, 방목해서 키운 육류 등에 많이 들어 있다. 오메가6는 식용유, 카놀라유 등의 오일이나 곡물, 방목하지 않고 사육하여 키운 육류 등에 많이 들어 있다. 오메가6는 원래 우리 몸에 필요한 기름이지만 오메가3와 균형을 이루면서 정상적인 양이 유입될 때 좋은 것이다. 오메가3와 오메가6는 각각 1:1의 비율을 유지하는 것이 좋은데, 현대인의 식습관은 1:15~30까지 벌어져 있다. 오메가6는 염증을 유발하는 역할을 하고 장내세균 수를 줄여 불균형을 유발하기 때문에 오메가6의 비율이 높아질수록 염증이 일어날 확률이 높아지고, 장누수가 일어날 가능성도 높아진다.

이 둘의 균형을 맞추기 위해서는 건강을 해치는 식물성 기름인 옥수수유, 카놀라유, 면실유, 콩기름 등 먹어봤자 아무런 득이 없는 오일을 최대한 멀리하는 것이 좋다. 대신 오메가3 지방산 중 하나인 DHA는 효능이 높으므로 섭취를 권장한다. DHA는 과당이 뇌기능에 미치는 부정적인 영향을 차단하고 불안과 우울감 경감, 근육 성장을 촉진하며 행복한 감정을 느끼게 하는 세로토닌 분비를 촉진하여 수면을 방해하는 스트레스 수치를 낮춘다. 가장 효과가 좋은 것은 크릴오일로 저녁식사나 잠자리 전 1g을 섭취하는 것을 권장한다.

오메가3와 오메가6 간의 불균형과 더불어 불포화지방산의 산화로 인한 염증 발생도 장누수의 큰 원인이 된다. 주방에서 흔히 하는 실수가 조리를 위해 식물성오일 뚜껑을 열고 사용한 후 빨리 닫지 않는 경우인데, 이렇게 오일이 공기와 접촉시간이 길수록 이 오일은 산화되어 활성산소 생성이 증가된다. 이후에 이 오일을 그대로 사용하여 요리한 음식을 먹게 되면 우리는 활성산소 독소를 먹는 셈이 된다. 이는 우리 몸에 염증을 증가시키고 건강을 해치게 만들어 여러 질병들을 유발한다.

내 몸을 망치는 괴물, 트랜스지방

내 몸을 해치는 최악의 지방. 지구상에 현존하는 음식 중 혈관에 가장 나쁜 영향을 미치는 물질을 꼽으라면 바로 '트랜스지방'이다.

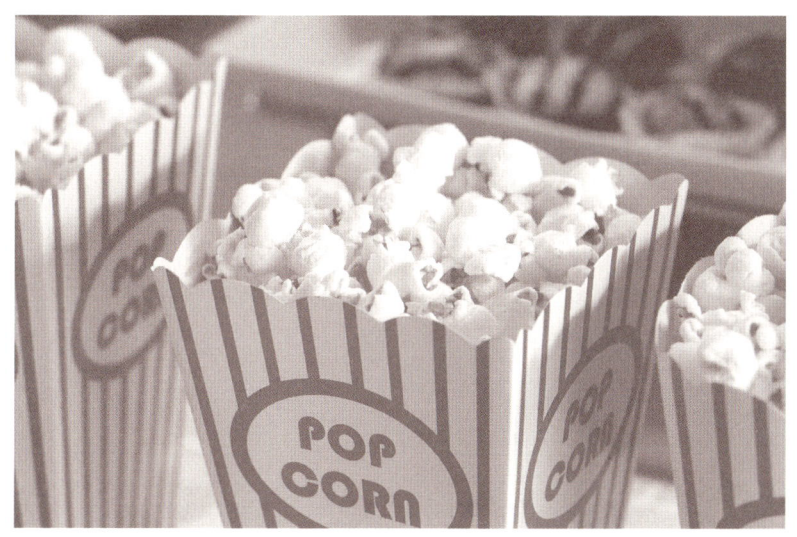

우리는 이를 '괴물 같은 지방'이라 부른다. 입에서는 맛있지만 일단 내 몸에 들어오면 그때부터는 괴물로 변해서 내 몸의 세포를 파괴하기 때문이다. 손쉽게 해결하는 배달음식, 밖에서 먹는 외식 음식 등에 많이 들어 있는 것이 바로 트랜스지방이다. 칼로리만 낼 뿐 단 1%도 몸에 도움이 되지 않으며, 그 자체가 혈관벽을 갉아먹고 염증을 일으키고 나쁜 콜레스테롤을 증가시킨다.

트랜스지방은 좋은 지방을 변형시키고 고지혈증과 염증, 지방간, 비만, 불임을 유발하기도 한다. 특히 마가린, 피자, 만두, 치킨, 소시

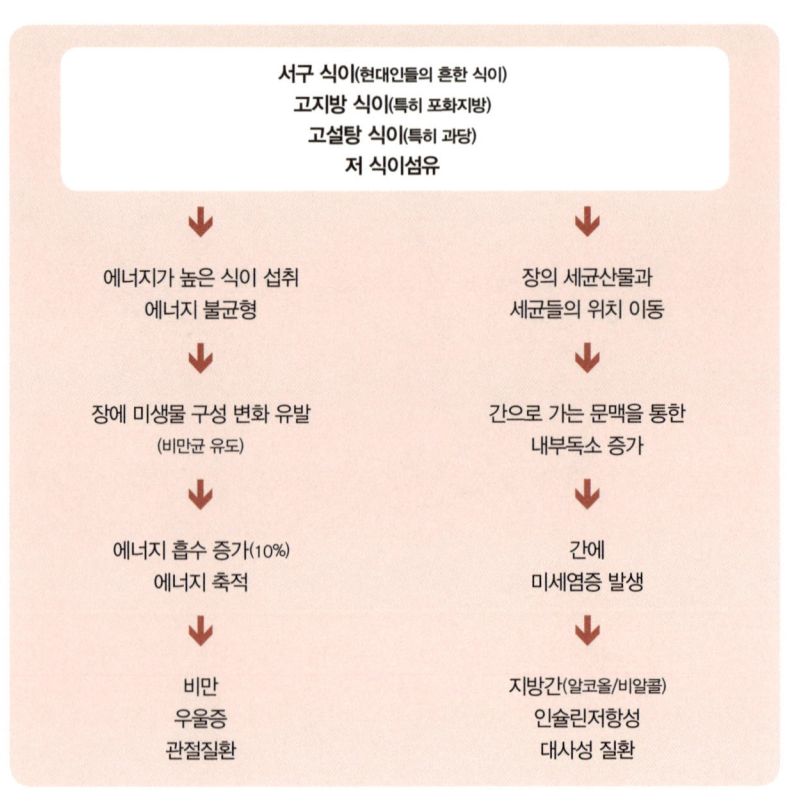

지, 아이스크림, 과자, 빵, 햄버거, 믹스커피 등과 같이 패스트푸드, 인스턴트, 저장이 긴 가공식품, 기름에 튀긴 음식에 많이 들어 있는데, 이러한 인공 트랜스지방은 인간의 뇌기능을 떨어뜨리고 건강을 해친다. 또한 좋은 콜레스테롤을 줄이고 심장 질환에 걸릴 위험성과 중성지방 수치를 높이며 동맥과 심장에 손상을 준다.

트랜스지방은 특히 뇌기능에 해로운데 암, 치매, 알츠하이머병, 간 손상, 불임, 우울증과도 관련이 있다. 트랜스지방은 대부분 유전자를 변형한 곡물, 콩 씨앗의 기름으로 제조하므로 건강에 더욱 위험하다.

트랜스지방을 많이 섭취하면 우리 장에 있는 유익균은 줄고 유해균이 증가한다. 이렇게 장내세균이 불균형 상태가 되면, 인체에 치명적인 염증을 유발하는 독소 LPS가 증가한다. 만약 장내세균 불균형으로 인해 장누수가 일어난다면 LPS가 온몸으로 들어오면서 염증을 유발해, 인슐린저항성과 렙틴저항성을 만들어낸다. 앞에서 말한 대로 렙틴 저항성으로 인해 우리 몸은 비만이 되고, 그 외에도 다양한 전신질환이 일어나게 된다.

트랜스지방을 섭취하면 장벽에 지속적인 자극을 주어 장벽을 손상시키고, 그 염증으로 인해 장누수가 일어난다. 세계보건기구는 하루 섭취하는 트랜스지방의 비율을 1% 미만으로 권고하기도 했다.

위산저하가 장누수를 만든다

"몸에 좋은 음식은 다 챙겨 먹었는데도 늘 비실거리고, 툭하면 감기에 걸리거나 여러 질병들로 고생합니다. 이렇게 신경을 쓰는데도 왜 몸이 좋아질 생각을 안 할까요?"

필자를 찾아오는 사람들 중에 이런 고민을 가진 사람이 꽤 많다. 왜 그럴까? 아무리 좋은 음식을 먹어도 정상적인 소화 과정을 통해 몸에 필요한 영양소를 흡수하지 못하면 영양결핍이 생긴다. 우리 몸이 음식물을 소화시킬 때 소화에 가장 먼저 관여하는 것이 바로 위에서 분비되는 위산이다. 위산이 제대로 분비되지 않으면 소화불량이 생기는데, 이렇게 위에서 완벽한 역할을 해주지 못하면 그 문제는 장까지 연결될 수 있다. 소화불량으로 덜 분해된 음식물 조각들과 독소가 위에서 오랜 시간 머물며 세균을 과다 증식시키는데, 이것이 장으로 이동해 장세균의 불균형을 만들면 장누수가 일어난다. 그리고 장누수는 전신질환으로 이어질 수 있다.

질병에 잘 걸리는 사람들의 특징 중 하나가 위산분비가 원활히 이뤄지지 않는다는 것이다. 더 큰 문제는 위산분비 저하를 잘 인지하지 못하고 사소한 증상이라 생각하고 넘겨버린다는 사실이다. 장누수를 예방하고 건강하길 원한다면 위산이 잘 분비되고 있는지, 내 몸의 소화 작용에 늘 관심을 가져야 한다.

위산이 중요한 이유는 위산이 우리 몸에서 다음의 7가지 중요한 역할을 담당하고 있기 때문이다.

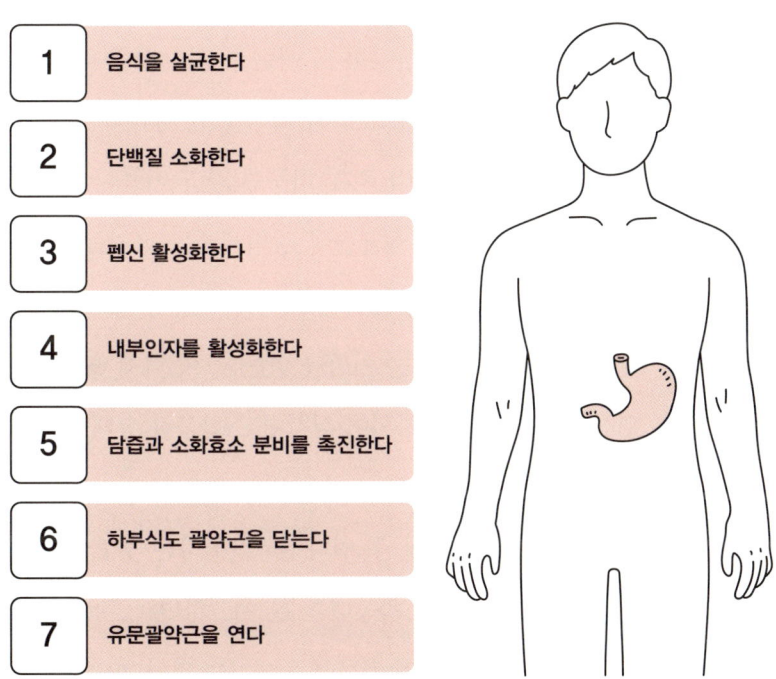

위산의 기능

1. 음식을 살균한다
2. 단백질 소화한다
3. 펩신 활성화한다
4. 내부인자를 활성화한다
5. 담즙과 소화효소 분비를 촉진한다
6. 하부식도 괄약근을 닫는다
7. 유문괄약근을 연다

따라서 위산이 제대로 분비되지 않으면 우리 몸에는 여러 가지 문제가 발생한다. 비타민 B12 부족 시 호모시스테인이 분해되지 않아 악성빈혈, 뇌기능 저하 및 뇌질환, 혈관 오염도 증가와 동맥경화가 발생할 수 있다. 미네랄이 흡수되지 않아 영양결핍이 생기고, 단백질이 제대로 소화되지 않아 각종 대사문제와 면역세포 생산에 타격을 받는다. 가장 심각한 문제는 덜 소화된 음식 조각들이 장누수를 통해 혈류로 진입하면 음식이 아닌 독소로 작용하면서 염증질환과 알레르기, 자가면역 등의 면역반응을 일으킨다는 것이다. 또한 질병이 발생하기 가장 좋은 상태인 '혈액 산성화'도 이런 이유로 만들어지므로 '소화가 잘 되지 않는' 증상을 결코 소홀히 해서는 안 된다.

더불어 위산이 저하되면 위산의 주요 기능인 살균 기능이 떨어져 장의 세균이 과다 증식된다. 이 세균들이 장벽세포를 공격함으로써 장누수가 일어난다. 보통 위에 염증이 생기거나 역류성식도염 진단을 받으면 오히려 위산을 억제하는 처방을 받는데, 이 억제제를 오래 복용할수록 위산분비는 더욱 저하되어 심각한 소화불량 상태인 담적이 되고, 이는 장누수로 이어져 전신질환을 일으킨다.

'소화만 잘 되어도 건강하게 살 수 있다'는 말이 나온 것도 이러한 이유들 때문이다. 평소 자신의 소화상태를 잘 체크하면서, 작은 증상이라도 그냥 넘기지 말고 근본적인 치료에 들어가는 것이 바람직하다.

장내세균 불균형이 장누수를 만든다

우리의 장 속에는 친구이자 적인 세균들이 살고 있다. 우리 몸은 장내세균들에게 숙식을 제공하고, 인체가 할 수 없는 많은 생리적 기능들을 반대급부로 얻는다. 그래서 장내세균은 '미래의 치유 솔루션'으로 부각되고 있다.

이러한 장내세균은 인류와 함께 공생해왔다. 장은 제2의 뇌, 장내세균은 인간의 제2의 유전자라 불릴 만큼 우리 몸에서 중요한 역할을 담당하고 있다. 건강한 사람의 장에는 유익균과 유해균이 85:15의 비율로 존재한다. 이것이 장내세균의 최적화된 상태라고 할 수 있다. 음식을 먹었을 때 우리 몸에서는 여러 효소가 나와 소화를 돕는데, 그 효소들이 모든 음식을 다 소화할 수 있는 것은 아니다. 때때로 효소가 소화할 수 없는 음식물이 들어왔을 때 그 처리를 담당하는 것이 바로 장내세균이다. 장내세균이 그 음식을 먹이로 삼고 분해를 하게 된다. 그때 어떤 세균이 어떤 음식을 분해하느냐에 따라 분해된 결과물이 우리 몸에서 에너지, 효소로 작용하기도 하고 독소로 작용하기도 한다.

최근에는 장내세균이 인간의 건강에 밀접한 영향을 준다는 사실들이 속속 밝혀지고 있으며, 장내세균이 만들어내는 만성질환(비만, 대사증후군, 크론병, 알레르기, 자가면역, 갑상선질환 등)에 대한 새로운 치료요법들이 부각되고 있다.

그렇다면 장내세균은 구체적으로 우리 몸에서 어떤 역할을 담당할까?

먼저, 장내세균은 앞에서 말했듯 우리가 먹은 음식물을 소화시킨다. 설탕, 녹말, 식이섬유를 분해할 수 있는 효소를 생산하여 그들을 소화한 후 영양소를 흡수하게 만든다. 소화기관에 존재하는 세균들은 식이섬유를 발효시켜 몸에 유익한 에너지원이며 대사를 조절하는 데 필수적인 단쇄포화지방산을 생산한다. 곡류를 많이 먹는 한국인의 경우 미네랄의 흡수가 어려운데, 이 단쇄포화지방산은 미네랄의 흡수를 도와준다. 그리고 장내세균은 장벽을 구성하는 세포들의 방어력을 증진시키는 점액, 항펩타이드 같은 화학물질들을 생산하고, 장의 면역시스템을 조절해 면역의 균형을 맞추는 역할을 한다. 다양한 면역세포가 거주할 수 있는 환경을 만들어 면역세포가 활발히 활동할 수 있도록 해주는 것이다. 또한 혈류로 흡수되어 뇌까지 이동하는 신경전달물질을 생산함으로써 뇌 건강에도 영향을 준다.

따라서 우리 몸의 면역기능이 잘 움직이려면 장내세균들이 건강하게 균형을 이루고 있어야 한다. 장내세균 종이 다양하게 존재할수

장에 있는 유익균, 유해균의 역할과 장누수를 일으키는 과정

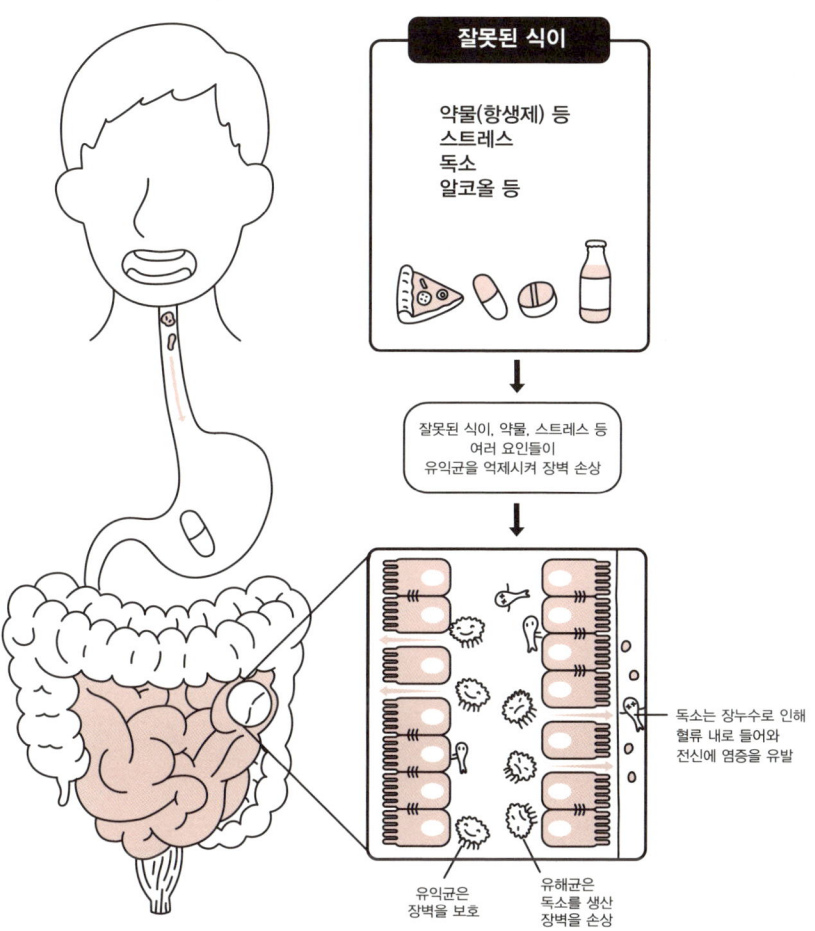

PART 3 장누수의 원인은 무엇일까?

록 면역시스템의 균형은 더 잘 이루어진다. 우리 몸에 질병이 생겼을 때 세균의 종이 다양해야 치료가 용이하기 때문이다. 만약 어떤 질병이 생겼는데 그 병을 담당하는 장내세균이 없다면 문제가 될 수 있다. 우리가 흔히 아는 생리불순, 만성피로, 두통, 우울증, 비만, 대사증후군, 여드름, 습진, 알레르기질환 등이 모두 이러한 장내세균 불균형으로부터 시작된다.

장내세균의 8가지 기능

1. 면역기능
2. 해독
3. 염증
4. 신경전달물질
5. 비타민 생성
6. 영양소 흡수
7. 배고픔과 포만감 신호
8. 탄수화물 소화와 인체에 유익한 단쇄포화지방산 생산

장내세균 불균형은 왜 생기는 것일까?

그렇다면 장내세균 불균형은 왜 일어나는 걸까?

먼저, 포화지방이나 트랜스지방 등의 고지방식이가 장내세균의 불균형을 만든다. 또 설탕, 가공식품, 식품첨가물도 장내세균 불균형의 원인이 된다. 제초제, 살충제 또한 장내세균 불균형에 영향을 미치기 때문에 대부분의 가공식품들도 장내세균 불균형의 원인이 될 수 있다. 염소와 불소가 많은 수돗물, 알코올도 원인에 해당된다. 위산분비 저하로 소화가 잘 되지 않거나 스트레스를 심하게 받거나 지속적으로 약물을 복용하는 경우에도 장벽의 방어기능이 약화되어 장내세균의 균형이 무너진다.

장내세균 불균형이 일어났을 때 나타날 수 있는 가장 흔한 증상 중 하나가 바로 소장내 세균과다증식(SIBO)이다. 소장내 세균과다증식(SIBO)이 일어나면 과민성장증후군이 발생할 가능성이 높고 장누수를 통해 더 심각한 전신질환으로 이어질 수 있다.

장내세균이 다양하고 균형을 잘 이룰 때 우리는 그 사람을 보고 '건강하다'고 말한다. 그러나 식생활의 변화가 거듭되면서 현대인들의 장내세균은 그 종류도 다양하지 않을뿐더러 유해균이 훨씬 증식할 수밖에 없는 상태가 되었다. 설탕에 길들여지고 고지방식이, 정제·가공된 음식들을 과다 섭취하고 식이섬유를 섭취하지 않음으로

장내세균에 영향을 주는 요인들

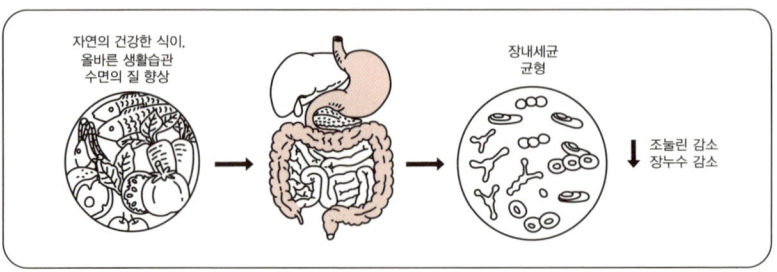

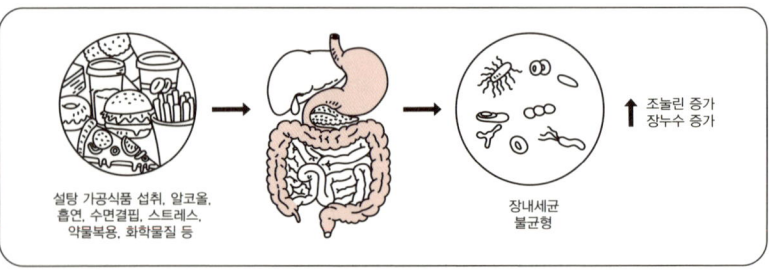

써 유익균이 제대로 살 수 없는 환경을 만들어버렸기 때문이다. 현대인의 최대 고민거리라고 할 수 있는 비만 또한 장내세균 불균형인 사람에게서 훨씬 많이 나타난다. "그럼, 여러 가지 음식을 많이 먹으면 장내세균이 많아지나요?" 그렇지 않다. 잘못된 식이는 오히려 장내세균의 다양성을 결핍시키고 균형을 무너뜨린다.

장내세균의 유전자는 3,300만 개이다. 이는 인간의 유전자 2만

3,000개보다 150배나 많고, 세균 수는 100~1,000조가 넘으므로 인간보다 최대 10배나 많은 수치다. 장에 존재하는 세균이 다양할수록 인체와 서로 상호소통하며 장기와 대사에 영향을 주므로, 올바른 식이를 통해 다양한 세균이 균형을 이루도록 하는 게 무엇보다 중요하다.

장내세균 불균형이 유발하는 대사증후군 5대 증상

1. 식욕 촉진
2. 복부 비만
3. 혈압 상승
4. 중성 지질 증가
5. HDL 감소
6. 인슐린 저항성(2형 당뇨병)

장누수를 막으려면 장내세균 불균형부터 잡아야 한다

장내세균 불균형은 장내세균의 비정상 구성과 분포와 관련이 있다. 이러한 불균형은 위장관내 세균이 너무 많거나 혹은 적게 존재하거나, 세균의 종류가 다양하지 않거나, 유익균과 유해균 및 기회균의 비율이 불균형하거나, 세균들이 잘못된 장소에서 성장할 경우 발생한다. 이중 하나라도 문제가 생기면 음식물을 소화시키고 장벽건강을 유지하는 데 심각한 영향을 줄 수 있다. 또 면역시스템을 조절하는 데도 영향을 미친다.

장내세균 불균형이 우리 건강에 있어 이렇게 많은 영향을 미침에도 불구하고, 이 사실을 제대로 인지하게 된 것은 불과 1990년대 후반부터다. 가장 심각한 것은 장내세균 불균형이 장누수에도 직접적인 영향을 미친다는 사실이다. 장내세균의 균형이 이루어지면 장벽세포의 결합을 타이트하게 조절하며 장벽을 튼튼하게 보호할 수 있다. 뿐만 아니라 혈뇌장벽, 코장벽, 기도장벽, 피부장벽, 생식기 등 우리 인체에 있는 모든 상피장벽의 누수를 조절하게 된다. 만약 혈뇌, 코, 기도, 피부 중 어느 한 곳에 염증이나 질환이 발생했다면, 해당 장벽에 누수가 생겼음을 의미하며 이는 곧 장내세균 불균형이 일어났다는 뜻이 될 수도 수 있다.

장벽이 뚫리고, 누수를 통해 장 밖으로 나온 나쁜 균들은 우리 몸 안을 돌아다니다 곳곳에서 염증을 일으킨다. 두뇌에 정착하면 두뇌에 염증이 생기면서 우울증, 불면증, 알츠하이머 등의 두뇌질환이 일어나고, 피부에 정착하면 피부에 염증이 발생하면서 아토피, 습진, 여드름, 발진 등의 피부질환이 일어나게 된다. 장내세균 불균형은 장누수를 일으키는 데 매우 주요한 원인이므로, 장누수로 인한 전신질환을 막으려면 장내세균 불균형을 일으키는 원인을 제거하는 것이 매우 중요하다.

유해균과 유익균의 역할

저 식이섬유
가공식품 과다
고지방식이
설탕 등

식이섬유

유해균

유익균

독소물질 생산
(염증유발물질 등)
염증을 유발하는
면역시스템 작동

인체에 유익한
대사산물 생산
(단쇄포화지방산 등)
항 염증 효과
병원균들의 성장과
증식을 막는다

PART 3 장누수의 원인은 무엇일까?

유익균과 유해균은 모두 필요해요!

흔히 '유익균'과 '유해균'이라고 하면 아군과 적군처럼 반대의 의미로 구분해서 이해하는 경우가 많다. 그러나 유익균만 많다고 해서 장내 건강이 유지되는 것은 아니다. 유해균도 우리 몸으로 들어오는 나쁜 균을 퇴치해주는 역할을 하므로 유익균과 유해균은 반드시 균형을 이루어야 건강하다고 할 수 있다.

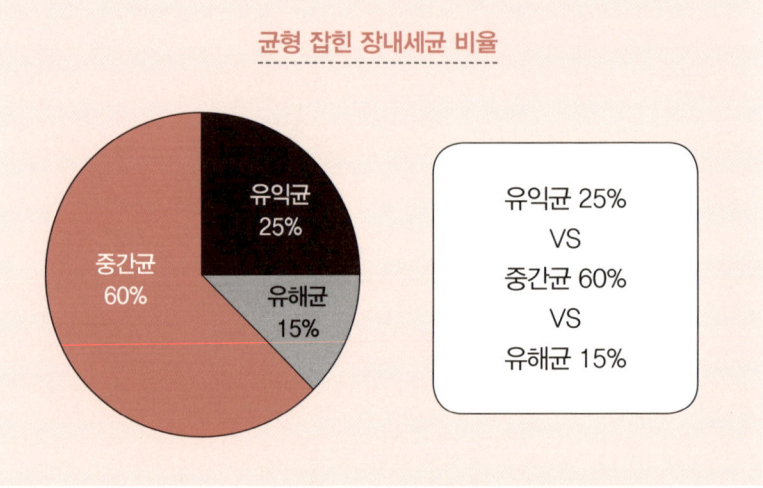

엄마의 배 속에서부터 결정되는 장내세균의 구성

그런데 이러한 장내세균의 구성은 언제 결정될까? 원래 장이 건강하게 태어났어도 후천적으로 나쁜 식이습관 때문에 변화할 수는 있겠지만, 대부분 장내세균의 구성은 삶의 초기에 결정된다. 그 초기란 아이가 엄마의 배 속에 있을 때부터를 의미한다. 엄마가 임신을 한 나이, 출산을 한 방법(자연분만 vs. 제왕절개), 산모의 몸속에 살고 있는 장내세균의 구성, 환경(도시 vs. 시골), 식이(모유 vs. 분유), 항생제의 사용 등에 따라 결정된다. 그러므로 건강한 아이로 자라나게 하려면 아이를 임신했을 때부터 장내세균 구성이 최적화될 수 있도록 노력해야 한다.

필자를 찾아오는 많은 사람들 중 아주 어린아이인데 아토피와 각종 알레르기성 질환 등을 앓으며 고통을 받다 오는 경우가 있다. 기존의 어떤 치료로도 병을 완전히 낫지 않아 고전하다 온 경우가 대부분인데 진료를 해보면 장내세균으로 인한 장누수가 원인인 경우가 많다. 이런 경우, 더 늦기 전에 식습관을 고치고 장누수를 막아 더 큰 전신질환으로 이어지지 않도록 치료를 해주어야 한다.

장내세균의 구성은 아주 어릴 때 이미 형성이 되기는 하지만, 성인이 되었을 때에라도 치료를 통해 장의 환경을 변화시킬 수 있다. 바로 '해독'을 통해서이다. 장내세균 불균형은 곧 우리 몸속 유해균으로 인해 독소가 많아진 것이므로 그것을 제거하고 환경을 바꾸어주는 과정을 통해 치료를 할 수 있다. 이 내용에 대해서는 뒷부분에서 좀 더 자세히 이야기해보겠다.

장내세균의 불균형을 잡는 것은 장누수를 미리 예방하는 데 매우

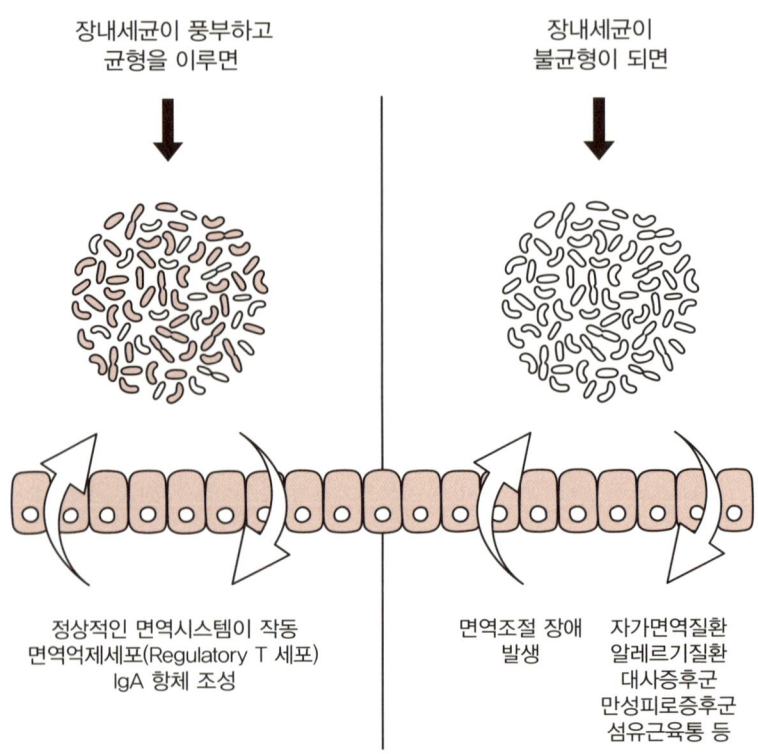

중요하다. 장내세균을 잘 관리하기 위해 생활 속에서 할 수 있는 몇 가지 방법이 있다. 먼저, 정수된 물을 마셔야 한다. 수돗물에 든 염소 등은 장을 해치는 화학물질이므로 가정에서는 깨끗하게 정수된 물을 마실 수 있도록 한다. 요즘 '평생 다이어트'로 화제가 되고 있는 간헐적 단식 또한 도움이 된다. 인체는 음식을 먹지 않고 있을 때 지방을 필수 연료로 전환하는 기능이 있는데 이때 인체는 지방을 케톤이라는 특별한 물질로 분해시킨다. 이 물질은 간헐적 단식과 깊은 연관이 있다. 실제로 간헐적 단식으로 열량 섭취를 줄이면 노화가 늦춰지고, 노화로 인한 만성 질병이 줄어들며, 수명이 연장된다는 사실은 오래 전부터 전해져왔다. 하지만 최근 과학 연구로 이 사실이 입증되면서 간헐적 단식은 인슐린 민감성이 높아지고 전신의 산화 스트레스가 줄며, 스트레스를 관리하고 질병에 저항하는 유전자 발현이 촉발되고, 지방을 잘 태우는 인체로 변화한다고 밝혀졌다. 이런 작용들은 모두 장내세균의 건강을 유지하는 비결이 된다.

간헐적 단식은 평상시에는 저녁 7시부터 아침 7시 혹은 10시까지 12~16시간 동안 매일 간헐적 단식을 하는 것도 효과적이다. 최근 한 다큐멘터리를 통해 다뤄지기도 한 '유산균' 또한 장내세균의 균형을 유지하는 비결이다. 시중에서 흔히 구입할 수 있는 다음 5가지 종류의 유산균은 많은 도움이 된다.

핵심 5종 유산균

- 락토바실러스 플란타룸
- 락토바실러스 아시도필루스
- 락토바실러스 브레비스
- 비피도박테리움 락티스
- 비피도박테리움 론굼

유산균의 효과

1. 장벽을 강화하고 장 투과성을 감소시킨다.
2. 혈액 속으로 들어가면 위험할 수 있는 염증성 분자인 리포다당류를 감소시킨다.
3. 뇌 성장호르몬인 BDNF를 증가시킨다.
4. 잠재적으로 해를 끼칠 수 있는 세균군을 제거할 수 있도록 전반적인 균형을 유지한다.

마지막으로 프로바이오틱스 외에 강황, 코코넛 오일, 알파리포산, 오메가3, 비타민 D도 장내세균의 균형을 잡는 데 도움을 준다. 그리고 무엇보다 우리 몸으로 들어오는 1차적인 물질인 '음식'부터 잘 관리하는 것이 가장 중요한데, 장내세균을 균형 있게 유지하는 데 혁명적인 역할을 하는 음식을 정리해보았다.

> **장내세균 혁명 음식**
>
> 1. **채소**: 잎채소와 상추, 콜라드(케일의 한 종류), 시금치, 브로콜리, 케일, 근대, 양배추, 양파, 버섯, 콜리플라워, 미니양배추, 껍질콩, 셀러리, 청경채, 무, 미나리, 순무, 아스파라거스, 마늘, 대파, 쪽파, 생강, 파슬리
>
> 2. **저당 과일/채소**: 아보카도, 피망, 오이, 토마토, 주키니, 호박, 가지, 레몬, 라임
>
> 3. **발효식품**: 요구르트, 과일/채소절임, 김치, 발효고기/생선/달걀
>
> 4. **건강한 지방**: 엑스트라버진 올리브유, 참기름, 코코넛 오일, 풀을 먹고 자란 동물 기름, 유기농 혹은 방목한 동물 버터, 기버터, 아몬드 밀크, 아보카도, 코코넛, 올리브, 견과류, 견과류 버터, 자연치즈, 씨앗(아마씨, 해바라기씨, 호박씨, 참깨, 치아씨)
>
> 5. **단백질**: 방사유정란, 양식을 제외한 야생 어류(연어, 은대구, 농어, 청어, 송어, 정어리), 조개류와 연체동물(새우, 게, 랍스터, 홍합, 조개, 굴), 풀을 먹고 자란 고기, 조류, 가금류, 방목해 키운 오염되지 않은 고기(돼지고기, 소고기, 양고기, 간, 들소, 닭, 칠면조, 오리, 타조, 송아지 고기), 야생 동물

약물이 장누수를 만든다

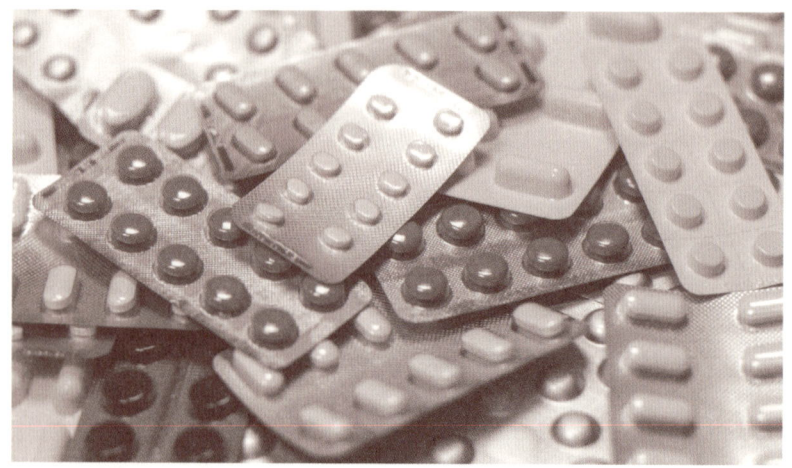

현대를 사는 우리에게 약물은 보편적이고 편리한 증상 완화제로 인식되고 있다. 그러나 무심코 복용하는 약물들은 일시적인 증상 완화에는 탁월할지 모르지만 장기간 복용하거나 정확하게 사용되지 않을 경우 몸에 악영향을 미치기도 한다. 특히 항생제, 아스피린과 진통소염제를 장기간 복용하면 위장에서 점막염증과 출혈을 유발하고, 장벽을 보호하는 점액(좋은 프로스타글란딘 PG-1) 생성을 억제시켜 위와 장을 보호하는 기능을 약화시킨다. 또한 위와 장벽에 염증을 일으키며 속쓰림, 소화 불량, 메스꺼움, 팽만감, 설사 및 복통 등의 증상과 위·십이지장 궤양 및 위장 출혈을 유발하고, 장내에 공생하는 세균들의 불균형을 만들어낸다. 이로 인해 장벽에 염증반응이 일어나면 장누수가 발생하면서 전신질환이 시작된다.

지금부터 우리가 무심코 복용하지만 장누수를 일으킬 위험성이 가장 큰 약물 몇 가지를 살펴보겠다.

내 몸을 살리기도 하고 죽이기도 하는, 항생제

뼈가 부러져 정형외과 치료를 받거나 상처로 인해 감염이 생겼을 때, 또는 각종 바이러스나 세균에 감염되어 병원에 갔을 때 우리는 항생제를 처방받는다. 20세기 초반에 발견된 항생제는 의학계의 가장 중대한 성과 중 하나라고 말할 만큼 인간에게 혁신적인 변화를 가져왔다. 실제로 항생제를 통해 심각한 감염을 치료함으로써 수많은 사람의 목숨을 살리기도 했다.

그러나 항생제가 모든 감염을 근절하는 특효약은 아니다. 적절한 시점에 사용하면 생명을 위협하는 많은 질병을 치료할 수 있지만, 과용할 경우 여러 문제가 발생할 수 있다. 특히 감염을 방지하고 세균

항생제가 장누수를 만든다

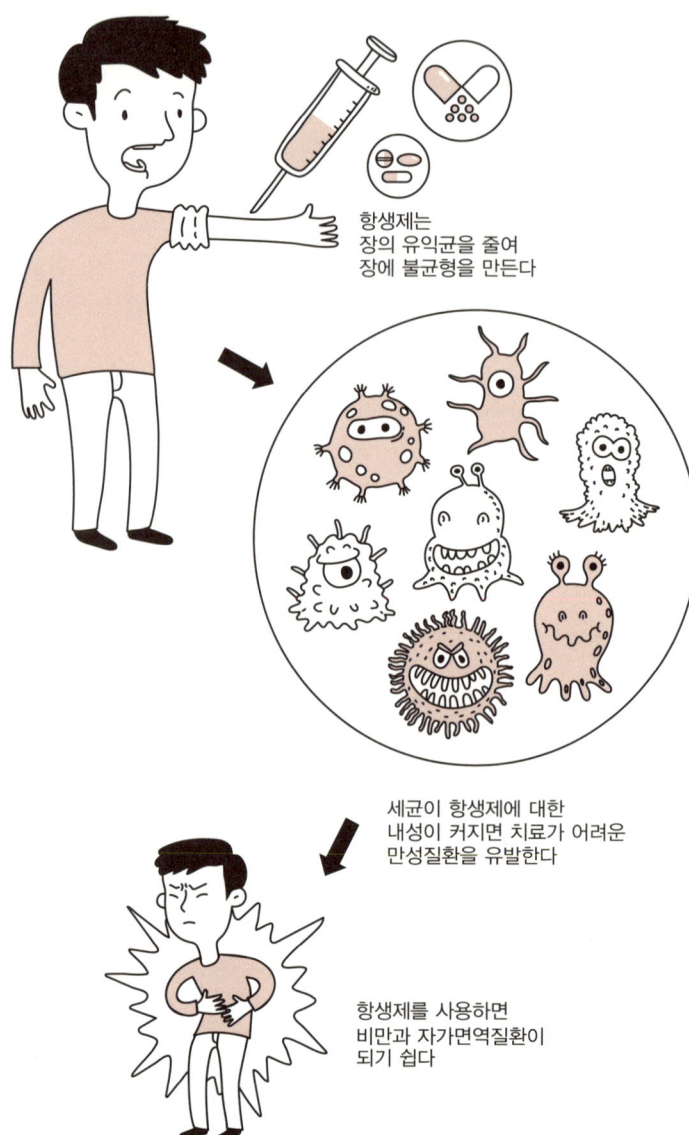

항생제는
장의 유익균을 줄여
장에 불균형을 만든다

세균이 항생제에 대한
내성이 커지면 치료가 어려운
만성질환을 유발한다

항생제를 사용하면
비만과 자가면역질환이
되기 쉽다

아픈 사람의 99%는 장누수다

을 억제하기 위해 먹는 항생제가 장내세균 불균형을 일으킨다는 사실을 모르는 사람이 많다. 병을 낫기 위해 먹는 약이 도리어 독이 되는 것이다.

부득이 항생제를 처방받았을 때에는 의사의 처방을 정확히 따르되 유산균을 같이 복용하는 것이 좋다. 항생제 복용을 1일 2회 처방받았다면 아침에 1회, 저녁에 1회 항생제를 복용하고 유산균은 점심 때 복용하는 식으로 '항생제 사이'에 복용하면 장내세균의 균형을 유지하는 데 도움이 된다. 특히 프로바이오틱스에 락토바실러스 브레비스를 포함시키는 것이 좋은데, 락토바실러스 브레비스 종에 속하는 많은 균이 항생제 내성이 있기 때문에 항생제를 먹을 때 함께 복용하면 건강한 장내세균을 유지하는 데 도움이 된다.

진통을 막기 위해 더 큰 진통을 만들어내는, 진통소염제(NSAID)

"류마티스 관절염으로 오랫동안 고통을 받아왔습니다. 어떤 치료로도 낫지 않아서 통증을 느낄 때면 진통소염제를 먹는 수밖에 없어요. 벌써 8년 넘게 먹어왔는데 이제 음식을 먹으면 바로 화장실에 가게 되고, 아무리 많이 먹어도 살이 찌지 않습니다."

몸에 염증이 생겼을 때 이를 억제하기 위해서 우리는 진통소염제를 먹는다. 그런데 이 진통소염제는 염증을 억제시키는 동시에, 위장을 보호하는 물질인 점액분비도 함께 억제시킴으로써 장벽을 얇게 만들어 장누수를 일으킨다. 다음 그림을 살펴보자.

진통소염제가 어떻게 장누수를 일으키는가

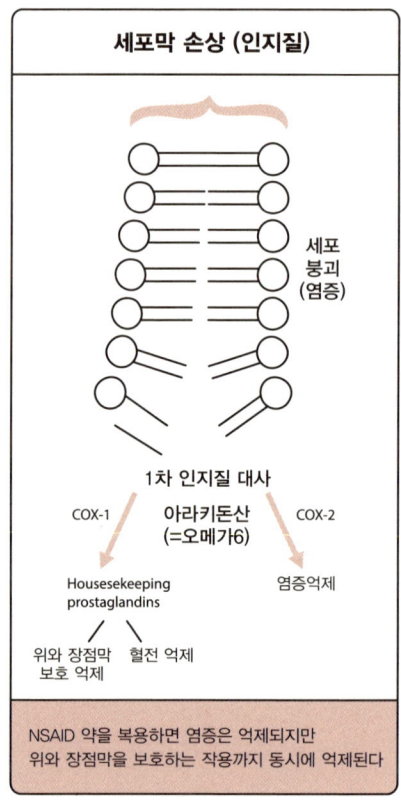

우리 몸에는 COX라는 효소가 있는데, 이는 혈관의 내피세포, 위 점막, 콩팥 등에 존재하면서 통증과 염증의 매개물질인 프로스타글란딘이 만들어지는 데 필수역할을 한다. 이 COX 효소는 COX-1, COX-2의 두 가지 형태로 존재하는데 COX-1은 위장점막을 보호하는 프로스타글란딘을 만드는 데 관여하고, COX-2는 염증과 관련된 프로스타글란딘을 만드는 데 관여한다. 그런데 우리가 'NSAIDs(엔사이드 계통)'이라고 부르는 소염진통제는 프로스타글란딘의 합성을 억제하는 작용을 한다.

그림에서 보듯 소염진통제를 먹으면 염증을 일으키는 COX-2를 억제해 염증을 완화시켜주지만 그와 동시에 점막을 보호하는 COX-1을 동시에 억제함으로써 장벽 손상의 위험성을 키우게 되는 것이다. 따라서 장기적으로 진통소염제를 복용할 경우 장누수가 일어날 가능성이 높다. 위에 사례의 환자도 진통소염제를 8년 동안 복용함으로써 장누수가 일어났고, 그로 인해 음식을 먹어도 몸에 필요한 영양소를 몸 안으로 흡수하지 못해 영양결핍이 일어난 경우이다.

소화기능에 역효과를 가져오는, 위산분비억제제

"한 달에 반 이상은 야근을 해야 하는 직업이고, 밤늦게까지 한자리에 있다 보니 끝도 없이 군것질을 하는 습관이 생겼습니다. 새벽에 배가 고파 편의점에서 사온 핫바와 컵라면을 먹은 후 집에 돌아가 소화가 다 되기도 전에 잠들기 일쑤였고요. 어느 순간부터 자꾸 헛구역질이 나고 속이 더부룩한 느낌이 들어 병원에 갔더니 역류성식도염이라고 하더군요. 위산분비가 되는 걸 막아야 한다며 위산분비억제제를 처방받았는데 처음에는 좀 괜찮은 듯싶더니 어쩐지 지금은 더 심해진 느낌이 듭니다. 배변도 잘 안 되는 것 같아요."

현대인의 네 명 중 한 명꼴이 통증을 동반하는 위장병을 앓고 있다고 할 정도로 위장과 관련된 질병은 매우 심각한 수준이다. 그중에서도 역류성식도염은 스트레스와 야근업무가 많은 직장인들의 경우 누구나 한 번쯤은 앓아봤을 정도로 흔한 질병이 되었다. 역류성식도염으로 고생을 하다가 마지막에 필자를 찾아온 환자들 중에는 특히 위산분비억제제를 오랫동안 복용하고 장누수가 일어난 경우가 많았다. 왜 그런 걸까?

위산분비억제제는 제산제 혹은 프로톤펌프 억제제라고 하는데, 우리가 역류성식도염이나 위염에 걸렸을 때 위산을 억제시키는 처방약

위산분비억제제를 먹었을 때 일어나는 위장의 변화

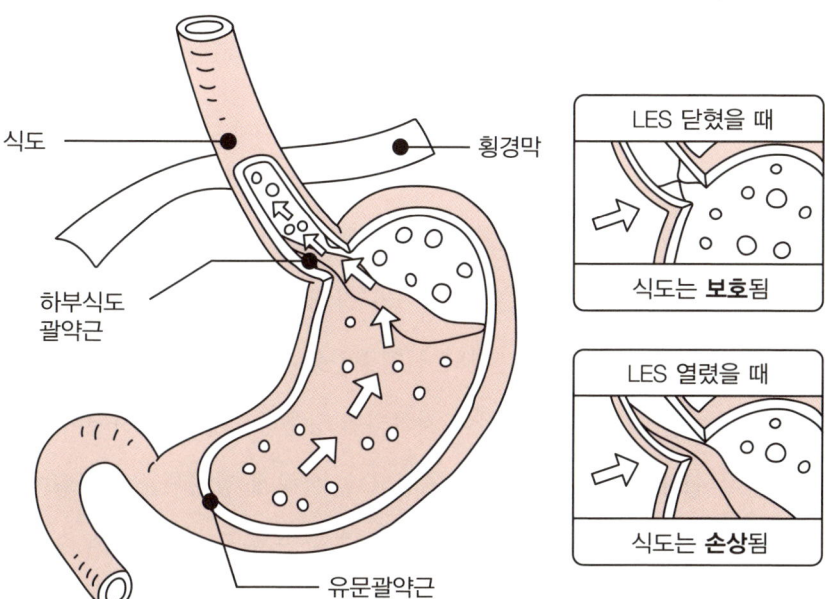

(LES: 하부식도괄약근)

> **위산분비억제제**를 먹으면 **위산이 부족**하여 하부식도괄약근이 열려 위산이 식도로 역류되어 역류성식도염이 발생된다.

이다. 이 약을 먹게 되면 일시적으로 증상이 완화된 듯 느껴지고 음식을 넘기는 게 다소 쉬워졌을지는 모르지만, 왠지 모르게 소화불량이 생긴 느낌이 든다. 이를 한방에서는 '담적이 온다'고 말한다. 위산을 억제하면서 소화기능에 문제가 생긴 것이다.

음식을 먹었을 때 자연스럽게 나오는 위산은 위로 들어온 음식을 살균하는 기능을 가진다. 그런데 이것이 억제되면 살균되지 않은 나쁜 균들이 장으로 그대로 흘러들어가 장내세균 불균형을 일으킨다. 이때 나쁜 세균이 과다 증식되어 염증반응이 일어나면서 장누수가 생기게 되는 것이다. 또 위산이 저하되면 장운동도 함께 저하되어 세균들이 쉽게 증식하는 환경이 조성된다. 이렇게 장내세균 불균형이 생기면 장벽에 지속적인 손상을 가해 장에 염증이 생기고 장누수가 발생한다. 장에 발생된 염증으로 인해 비타민, 미네랄, 단백질 흡수가 저하됨으로써 영양결핍이 나타나기도 한다.

근육통과 당뇨병을 가져오는, 스타틴(항고지혈증제)

스타틴 계열의 약에 대해 들어본 적이 있을 것이다. 고지혈증의 치료에 주로 쓰이는 이 약은 간에서 콜레스테롤 합성에 관여하는 HMG-CoA환원효소의 활성을 억제해 혈중 콜레스테롤의 수치를 떨어뜨린다. 그런데 스타틴 계열의 약은 고지혈증을 근본적으로 치료하는 약이 아니라, 약을 먹을 때에만 콜레스테롤 수치를 떨어뜨리기 때문에 콜레스테롤 수치를 계속 정상화하려면 고혈압 약처럼 평생을 복용해야 한다.

그러나 스타틴에는 몇 가지 부작용이 있다. 모든 사람에게 발생하는 것은 아니지만 가장 흔한 부작용으로 근육통을 들 수 있다. 약 10~15% 정도 발생하는데, 운동을 하지 않았는데도 특별한 이유 없이 근육통이 발생할 수 있다. 보통 한쪽보다는 양쪽 팔이나 다리에 나타나고, 작은 근육보다는 등, 허벅지처럼 큰 근육에 잘 나타난다. 그런데 간혹 심한 부작용으로 횡문근 융해증이 생기는 경우도 있다. 이것은 근육이 분해되는 질환으로 근육통이 심하고, 근육의 힘이 떨어지며, 소변이 코카콜라 색으로 변하는 증상이 나타난다. 이 경우에는 분해된 근육 성분이 신장을 망가뜨리고 심하면 목숨을 잃을 수 있기 때문에 당장 응급실로 가야 한다.

스타틴은 간독성을 유발할 수 있고 스타틴의 장기간, 고용량 복용이 당뇨병 발생 위험을 높인다는 연구 결과들도 계속해서 보고되고 있다.

각종 염증성 질환의 근원, 피임약

수백만의 가임기 여성이 피임약을 복용한다. 피임약은 합성호르몬으로 먹는 즉시 인체에 즉각적인 생물학적 효과가 나타나는데, 이때 장내세균의 구성에 영향을 미친다. 대부분의 약이 장내세균의 구성에 영향을 미치지만, 피임약처럼 오래 복용하는 약물일 경우 그 심각성이 대단하다. 5년 이상이 되면 아래와 같은 결과가 나타난다.

- 갑상샘호르몬과 혈액 내 테스토스테론이 감소한다.
- 인슐린저항증, 산화 스트레스, 염증 지표가 증가한다.
- 특정 비타민, 무기질, 항산화물질이 고갈된다.

연구에 의하면 피임약을 복용한 경험이 없는 여성과 복용하는 여성을 비교한 결과 피임약을 복용하는 여성은 크론병 위험이 3배 가까이 높다고 한다. 합성호르몬이 장내세균 불균형을 일으키면서 장벽에 생기는 염증이 장누수를 초래해 여성질환 및 각종 염증성 질환이 생겨나는 것이다. 그래서 여성의 건강을 위해서라도 경구 피임약 대신 비호르몬 자궁 내 기구나 콘돔을 사용하도록 권장하는 추세다.

스트레스가 장누수를 만든다

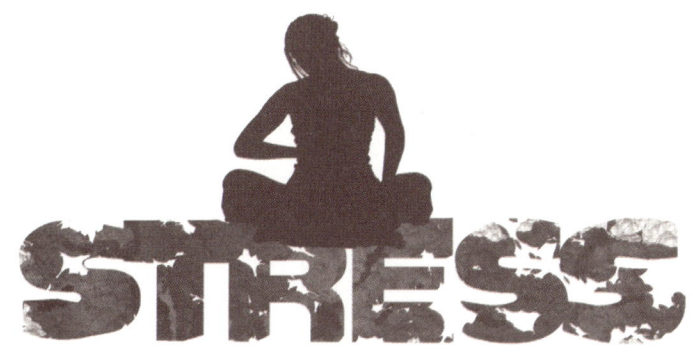

 현대인의 모든 질병이 스트레스로부터 발생한다고 해도 과언이 아닐 만큼, 오늘날 스트레스는 건강에 있어 매우 심각한 요인으로 작용한다. 기분 좋지 않은 일로 받는 감정적 스트레스, 풀리지 않은 문제로 생기는 심리적인 스트레스 등 많은 인간관계와 일에 노출된 현대인들은 수많은 스트레스 요인들로부터 시달리고 있다. 그런데 이러한 심리적, 감정적인 스트레스 외에 숨겨진 스트레스가 또 있다는 사실을 알고 있는가? 본인도 인지하지 못하는 사이 일어나고 있는 스트레스 말이다.
 이것은 바로 질병과 염증으로부터 오는 스트레스이다. 심리적, 감

정적인 스트레스도 장누수를 유발하지만 우리가 인지하지 못하는 사이 일어나는 숨겨진 스트레스도 장누수를 유발한다.

"저는 모든 상황이 좋아요. 그래서 전혀 스트레스를 받지 않습니다."

때때로 병원을 찾아와 필자에게 이렇게 이야기하는 사람들 중에는 놀랍게도 이미 장누수가 생긴 경우가 많았다. 스스로 괜찮다고 생각하지만 각종 원인으로 인해 일어나고 있는 질병과 염증이 우리 몸에 숨겨진 스트레스로 작용하고 있기 때문이다. 이것은 우리가 체감하지 못하는 경우가 많기 때문에 오히려 더 큰 병을 만들어내기가 쉽다.

스트레스는 다양한 이유로 장누수를 만드는데, 급성 혹은 만성으로 스트레스에 노출된 경우 장-뇌 축의 변화가 생기면서 담적, 역류성식도염, 과민성장증후군 같은 위장질환, 음식 거부반응 등이 발생한다. 스트레스로 인한 장누수는 보통 두 가지로 일어나는데, 장벽의 타이트결합이 느슨해져서 독소가 새는 경우와 장벽 자체가 파괴되어 세균이 새는 경우이다. 질병과 염증으로부터 오는 스트레스는 이 두 가지를 모두 일으킨다.

그렇다면 우리가 심리적으로 받는 스트레스와 질병, 염증으로 인해 받는 숨겨진 스트레스는 어떤 과정을 통해 장누수를 일으키는지 한번 살펴보자.

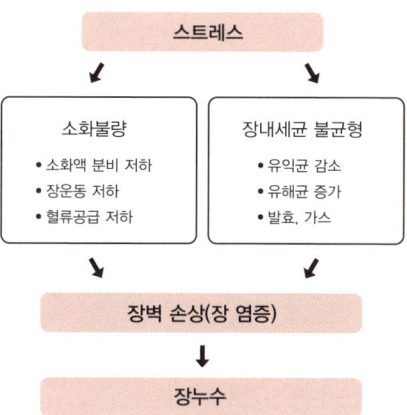

소화에 치명적인 스트레스

스트레스는 특히 우리의 위장기관에 심각한 영향을 미친다. 스트레스를 받으면 위가 단단해지면서 소화가 잘 안 되는 경험을 해본 적이 있을 것이다. 스트레스를 받으면 위 운동이 더뎌지면서 위 속 음식물이 장으로 배출되는 시간을 지연시켜 위 안에서 세균이 과다 증식하게 만든다. 음식물이 위와 소장에서 발효, 부패되면서 과증식된 세균이 장으로 내려가 염증을 일으키면 이것이 곧 장누수로 이어진다.

스트레스를 받으면 우리 몸에서는 스트레스 호르몬인 코티졸이 분비된다. 코티졸은 장벽세포를 직접적으로 파괴하기도 하고, 타이

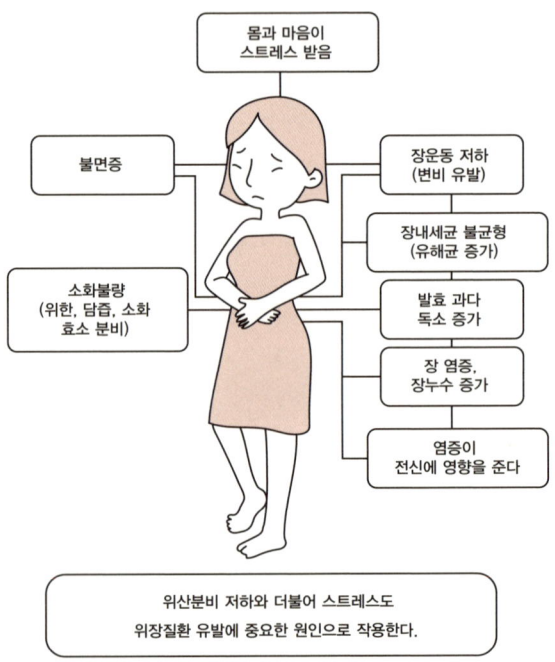

트결합을 붕괴시키기도 한다. 또한 코티졸은 장 속에 사는 유익균을 죽이고 유해균의 증식을 늘림으로써 장누수를 유발한다.

또 스트레스는 손상된 장의 복구를 지연시킨다. 우리의 몸은 스스로 재생되는 능력을 가지고 있는데, 손상된 장이 복구되려면 에너지가 필요하다. 그런데 스트레스를 받으면 혈관이 수축되면서 장 쪽으로 가는 혈액공급이 줄어들게 되고, 이로 인해 장에 충분한 에너지가 전달되지 못함으로써 복구가 지연되는 것이다. 이외에도 장 호르몬의 분비 변화, 장 신경계 조절, 소화기관으로의 혈류 저하, 장내 세균에 부정적인 영향을 미치는 등 스트레스는 장에 치명적인 영향을 준다. 뿐만 아니라 장 점막에 존재하는 면역세포인 비만세포(Mast cells)*는 스트레스 신호를 인지한 후 신경전달물질과 염증유발 사이토카인 등을 분비하면서 인체에 어떤 일이 일어나고 있다는 것을 알리는 전달자 역할을 한다. 비만세포는 인체 중 외부와 접촉하는 기관들인 위와 장, 피부, 호흡기 등에 존재하면서 1차 방어역할을 하는 면역세포 중 하나이다. 인체는 스트레스를 받으면 바로 비만세포를 자극한다. 이때 비만세포 내에 있는 히스타민, 프로스타글란딘, 세로토닌 등의 많은 화학물질들이 밖으로 쏟아지고 세포막의 지방대사로 인해 알레르기 반응과 염증 그리고 근육의 수축, 분비샘 증가 등 다양한 생리적 반응을 일으키면서 알레르기 반응을 비롯하여 설사, 두통, 생리불순, 피부트러블, 호흡의 어려움 등을 비롯하여 장에도 염증을 유발하여 장누수로 이어질 수 있다.

---

* 비만 세포는 소화기관인 위와 장, 호흡기관인 코와 기도 등 인체가 외부와 접촉이 빈번한 장기에 존재하면서 인체의 1차 방어역할을 하는 면역세포 중 하나이다. 비만 세포는 알레르기의 주요인이 되는 면역세포로 신경전달물질인 히스타민(Histamine)을 분비하여 알레르기 반응을 유발시킨다.

스트레스는 우리의 소화기능에 어떤 영향을 미칠까?

1. **위로 가는 혈류량을 줄인다**

   우리가 먹는 음식은 몸속에 있는 60조의 세포에 영양분으로 사용된다. 이 60조의 세포들이 영양분으로 에너지를 얻어 몸의 각 부분에서 일을 하는데, 그 에너지는 혈류를 통해 운반이 된다. 스트레스를 받으면 혈류량이 줄어들면서 에너지가 세포에 전달되지 않기 때문에 세포들이 제 역할을 못함으로써 몸 곳곳에서 기능저하와 함께 질병이 발생한다.

   또한 스트레스를 받으면 혈류가 당장 생존에 필요한 부분인 두뇌, 근육, 심장으로 많이 흘러감으로써 위로 가는 혈류는 줄어들기 때문에 위산분비 저하와 함께 위기능이 떨어진다. 위산이 저하되면 위산이 하는 살균, 소화 등의 중요한 일들을 할 수 없게 되며, 위 세포 재생도 느려져 위 복구도 지연될 수밖에 없다.

   사람은 스트레스를 인지하게 되면 생존이 중요하다 보니 음식을 소화하는 일은 덜 중요하게 여겨 소화기능을 억제시킨다. 에너지는 한정되어 있고 스트레스는 극복해야 하니 생존에 더 필요한 곳으로 에너지를 집중하는 것이다. 소화기관은 당장의 생존을 위해 중요한 기관이 아니다 보니 소화기관으로 가는 혈류를 줄임으로써 에너지 전환을 통해 스트레스를 극복한다. 이렇게 소화기관으로 가는 혈류량이 줄어들게 되면 위와 장 세포들은 본연의 기능을 수행하기 어렵게 되고 장벽은 방어기전마저 약화되면서 염증, 궤양 같은 질환들이 발생된다. 또한 장운동까지 저하되면 담적을 포함한 소장내 세균과다증식(SIBO), 장누수 등 심각한 상황이 발생할 수 있다.

2. 위산분비, 소화효소, 담즙이 줄어든다

스트레스를 받으면 그 즉시 위산분비가 저하된다. 위산분비가 저하되면 소화효소와 담즙분비도 함께 줄어든다. 위산은 우리가 섭취한 음식물을 살균하고 비타민과 미네랄의 흡수를 용이하게 하는 주요한 역할을 담당하기 때문에, 위산이 저하되면 심각한 문제를 초래하게 된다. 《Gut Feeling》이라는 책을 쓴 저자는 "감정과 위산분비 사이는 관련성이 크다."고 말했다. 즉 감정이 위산과 소화효소 분비에 영향을 준다는 뜻이다. 만약 위산분비가 저하되면 소화효소와 담즙분비 또한 저하된다. 이런 분비 감소가 장운동도 저하시키는데 이때 세균들이 과다 증식되면서 발효, 부패가 일어나고 세균들이 장벽을 자극하면서 장벽에 손상을 입혀 장누수를 유발한다.

3. 위 운동을 억제시켜서 위 내용물의 배출을 지연시킨다

스트레스를 받으면 즉시 위 운동이 억제된다. 스트레스를 받고 예민해진 상태에서 음식을 먹으면 잘 체하거나 소화가 안 되는 것도 이 때문이다. 위가 운동을 하지 않으면 그 안에 있는 음식물이 부패되어 여러 위장병이 발생하게 된다. 건강한 사람도 화가 나거나 분노, 두려움, 통증, 불안감을 느낄 때 혹은 강렬한 운동을 하게 되면 위 배출이 늦어진다. 위 배출 지연은 속쓰림, 역류성식도, 삼키기 어려움, 팽만감, 트림, 구토, 식욕상실, 칸디다 증식, 소장에서의 박테리아 증식, 나쁜 세균들의 증식을 촉진한다.

PART 4

장누수가 전신질환을 만든다

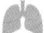

- 결국 만성질환으로 이어지는 무서운 '소장내 세균과다증식(SIBO)'
  - 장누수가 위장질환을 만든다
  - 장누수가 뇌질환을 만든다
- 장누수가 자가면역질환을 만든다
- 장누수가 알레르기질환을 만든다
- 장누수가 만성피로와 섬유근육통(만성통증)을 만든다
  - 장누수가 비만을 만든다
  - 장누수가 여성질환을 만든다
  - 장누수가 피부질환을 만든다
  - 장누수가 이명을 만든다

아무리 어려운 문제일지라도 답이 있다면 언젠가는 풀 수 있다. 또 무슨 일이든 원인을 안다면 문제가 생겨도 바로잡을 수 있다. 하지만 증상은 있는데 원인을 모르는 고통은 어떻게 해야 할까? 병원에 가 보아도 뚜렷한 원인을 알 수 없다면? 예측가능한 모든 것들에 대해 치료도 해보고 약도 먹어보지만 낫지 않는다면 어떻게 해야 할까? 실제로 우리 주변에는 이런 일로 고통을 받는 사람들이 너무나 많다.

통증을 동반한 여러 증상이 나타나는데 원인이 구체적으로 진단되지 않거나, 다양한 질환이 나타나지만 무엇을 어떻게 치료해야 할지 해답을 찾지 못한다면, 가장 먼저 장을 치료하는 방법으로 접근하면 병이 호전되는 경우가 상당히 많다. 장의 건강 상태가 우리 몸의 건강 상태를 좌지우지할 때가 많으며, 우리 몸의 모든 질환들이 생겨나는 과정과 장 건강에는 밀접한 관련이 있기 때문이다. '장이 건강하면 평생 아프지 않고 살 수 있다'는 말도 있듯이, 우리의 건강에 있어 장의 중요성은 이루 말할 수 없을 만큼 크다.

이번 장에서는 장누수로 인해 발생하는 전신질환들에 대해 살펴볼 것이다. 장의 건강을 지키지 못해 장누수가 발생하고, 그로 인해 일어나는 각종 질환들에는 어떤 것이 있는지 각각 살펴보고 예방과 치료에 대한 방법도 살펴보도록 하자.

결국 만성질환으로 이어지는 무서운
'소장내 세균과다증식(SIBO)'

"소장내 세균과다증식(SIBO)를 앓고 있는 환자 중 0~15% 정도가 사망에 이를 정도로 심각한 질병을 앓으며, 약 87%가량이 장누수를 앓는다."*

건강에 관심이 높은 사람들이라면 소장내 세균과다증식(SIBO)이라는 말을 들어보았을 것이다. SIBO(Small Intestine Bacteria Overgrowth) 즉 '소장세균 과다증식증'이란 우리의 소장 속에 살고 있는 세균이 과다 증식된 상태를 말한다. 고지방식단, 설탕 및 가공음식 섭취, 알코올 섭취, 스트레스, 약물복용으로 장내세균 불균형이 유발되거나 위산부족이나 스트레스로 장운동이 저하되면 대장에 있어야 할 세균이 소장으로 이동하여 소장내 세균과다증식(SIBO)이 나타난다. 소장내 세균과다증식(SIBO)이 있으면 장에 염증이 발생하기 쉽고, 이 염증으로 인해 소화불량이 생기고 영양흡수도 어려워진다. 따라서 우

* 〈Liver International〉지의 논문

리 몸이 소장내 세균과다증식(SIBO) 상태에 있다면 장누수가 진행 중에 있거나 미래에 일어날 가능성이 매우 높다고 봐야 한다.

앞서 말했듯, 우리의 장 속에는 1,000조 가량의 장내세균이 살고 있다. 그중 통칭 나쁜 세균들이 과다하게 증식하면 이들이 장벽에 자극을 주고 장에 침투하여 장 염증을 유발할 수 있으며, 결국 장누수로 이어질 가능성이 높다. 우리 몸의 만성질환은 대부분 몸으로 유입된 독소들이 전신에서 염증을 일으켜 발생하기 때문에 장누수의 주범인 소장내 세균과다증식(SIBO)은 만성질환에 직접적인 관여를 한다고 볼 수 있다. 최근에는 과민성장증후군도 소장내 세균과다증식(SIBO)이 원인이라고 보는 견해가 많다. 장에 발생한 염증이 장운동성을 바꿔 변비나 설사를 유발하고 장을 민감하게 만들어 복통까지 나타나게 한다는 것이다. 또한 과다 증식된 세균으로 인해 장 내에서 발효, 부패가 일어나면서 가스가 과다 발생되는데 이것이 복부의 팽만감을 만들어 불편감과 함께 구취도 유발한다.

소장에서 장내세균에 의해 발생된 가스가 위로 올라가 위의 압력을 높이게 되면, 식도와 위의 경계선인 하부식도괄약근의 기능조절에 영향을 주어 하부식도괄약근을 열리게 하는데 이때 역류성식도염이 발생하기도 한다. 소장내 세균과다증식(SIBO)은 대부분의 전신질환에 매우 깊게 관여하고 있다는 것을 알 수 있다. 소장내 세균과다

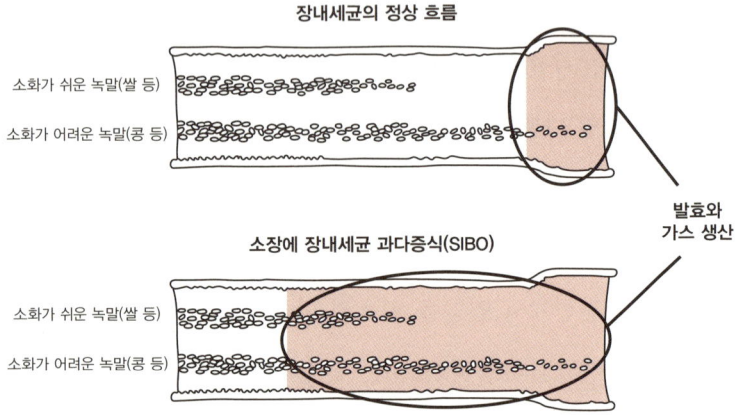

증식(SIBO)은 대부분의 위장질환에 상당한 영향을 미친다. 장에 염증이 생기고 장내세균 불균형이 발생하면 인체는 스트레스 반응을 보이는데 이 스트레스가 위의 방어기능을 약하게 만들어 위염을 유발하고 위산분비도 힘들게 하여 소화불량까지 만들어낸다. 장내세균 불균형의 가장 흔한 형태가 소장내 세균과다증식(SIBO)인데, 이 소장내 세균과다증식(SIBO) 상태가 3개월 이상 지속되면 가스, 팽만감, 변비, 설사, 속쓰림, 복통, 메스꺼움 증상이 나타난다. 또한 장내세균에서 유해균이 유익균보다 우위인 상태가 되면 면역기능에도 악영향을 주어 면역시스템이 불균형한 상태가 된다. 그래서 크론병, 궤양성대장염 등의 소화기관계에 문제가 있는 자가면역질환 환자의 대부분이 소장내 세균과다증식(SIBO) 상태라는 걸 알 수 있다. 아래 표를 보면 좀 더 이해하기가 쉬울 것이다.

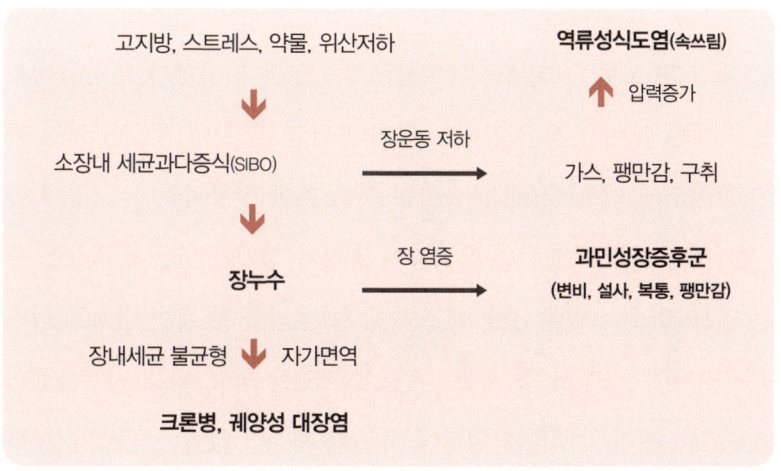

자, 이제부터 장누수가 어떤 전신질환을 유발하는지, 그러한 전신질환들의 증상과 과정은 어떻게 되는지 알아보자. 아마도 장누수로 인해 발생하는 전신질환들을 보며 "내 이야기다!" 하는 경우가 많을 것이다. 이번 장을 통해 자신의 증상을 체크하는 것은 물론, 장을 건강하게 유지하고 장누수를 막는 것이 얼마나 중요한지 다시 한 번 깨닫게 되길 바란다. '아는 것'은 '행함'을 위한 첫 번째 열쇠다.

장누수가 위장질환을 만든다

올해 30세가 된 최혁진 씨는 6개월 전부터 소화불량에 시달리기 시작했다. '20대에는 쇠도 씹어 먹을 만큼 위장이 튼튼하다'는 말처럼 혁진 씨 또한 20대에는 남다른 소화기능을 자랑했다. 방송국에서 일을 하다 보니 늦은 시간까지 있거나 밤을 샐 일이 많았던 혁진 씨에게 치킨에 맥주 몇 캔쯤 마시는 것은 흔한 일상이었다. 그렇게 야근을 하다 자정 무렵이면 배고픔이 밀려와 참기가 힘들어 폭식을 하는 일도 잦았다. 일이 많을 때는 며칠 동안 잠을 못 자는 경우도 허다했지만 하루 몰아서 푹 자고 나면 소화도 잘 되고, 다소 더부룩했던 속도 개운해졌기 때문에 일상에 아무런 지장이 없었다. 가끔 더부룩한 속은 굳이 신경 쓸 정도도 아니었기에 혁진 씨는 이런 신호들을 대수롭지 않게 여겼다.

그런데 6개월 전부터는 얘기가 좀 달라졌다. 새벽에 음식을 먹고 나면 다음 날에는 목구멍에 뭐가 걸린 것처럼 찜찜하고 속에 자꾸 가스가 차고 변이 개운치 못한 것이었다. 잠을 푹 자고 나면 낫겠지 했는데, 자고 일어나면 토할 것 같은 느낌에다 기분도 좋지 않았다. 피로감도 점점 쌓이는 것 같고, 소화제를 먹어도 속이 잘 내려가지 않는 느낌이 들자 혁진 씨는 조금씩 걱정이 되기 시작했다.

혁진 씨는 위장질환을 앓고 있는 전형적인 케이스다. 우리나라는 다른 나라에 비해 위장질환 환자들이 유난히 많다. 미국은 소스로 음식을 먹고, 한국은 양념으로 음식을 먹는다고 할 만큼 우리나라 음식에는 갖은 양념들이 많이 들어간다. 이렇게 맵고 짠 음식을 즐겨먹는 식습관은 위장질환 환자가 많은 원인 중 하나일 수 있다. 또한 서양처럼 점심시간이 길지 않아 최대한 빠른 시간 내에 음식을 먹어야 하는 식습관에 길들여져 있는 것도 원인이 될 수 있다. 바쁜 생활로 인한 빠른 식사시간, 높은 스트레스 빈도, 독소의 바다와 같은 생활환경, 잦은 회식과 음주 등도 소화에 어려움을 만들어낸다. 이렇게 현

장누수가 위장질환을 일으키는 과정

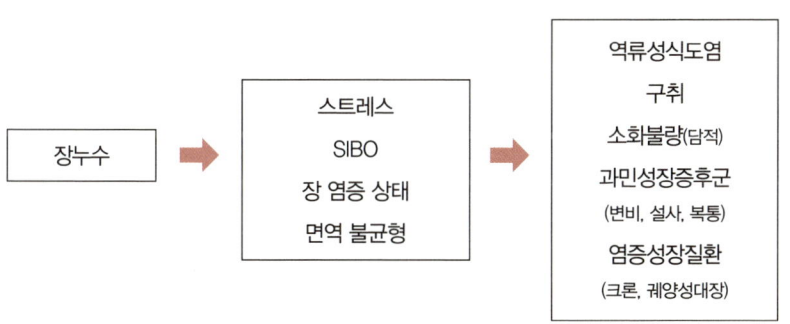

대인들의 바쁜 생활, 편리함을 추구하는 라이프 스타일이 다양한 위장질환을 만들어내는데, 이 위장질환은 장누수와 깊은 관련이 있다. 즉 담적병, 소화불량, 가스, 팽만감, 속쓰림, 메스꺼움, 설사, 과민성장증후군, 크론병, 궤양성대장염 등 우리가 잘 알고 있는 다양한 위장질환에는 대부분 장누수가 관련되어 있다고 봐야 한다.

역류성식도염은 우리 몸의 소화체계가 무너지고 있다는 신호다

"당장 밥을 먹을 때는 모르겠는데, 숟가락을 놓고 나면 그때부터 바로 고통이 시작돼요. 목에 꼭 뭐가 걸린 것 같은 그 찜찜함. 괜히 먹었다는 생각과 함께 또 스트레스를 받죠. 그렇다고 배가 고픈데 아무것도 안 먹을 수도 없고. 종종 신물도 올라오고 좀 자극적인 걸 먹거나 하면 토할 것 같기도 하고 그렇습니다."

이 사례도 앞에서 예로 든 혁진 씨와 같이 전형적인 역류성식도염 증상을 보이고 있다. 역류성식도염에 걸리면 약을 먹고 증상이 완화되는 경우도 있지만 소화불량으로 이어져 더 큰 고통을 받는 게 대부분이다.

역류성식도염은 왜 생기는 걸까? 위산분비 저하도 원인으로 작용하지만 소장내 세균과다증식(SIBO) 또한 하나의 원인으로 작용한다. 소장내 세균과다증식(SIBO)으로 생겨난 독소들 때문에 소장 내에 가스가 많아지면 위 내 압력이 높아진다. 그렇게 되면 식도와 위의 경계선인 하부식도괄약근이 쉽게 열리면서 위산과 위에 있던 내용물이 식도로 역류하게 된다. 결국 소장내 세균과다증식(SIBO)이 주된 원인이 되어 역류성식도염이 발생하는 것이다.

위와 뇌를 연계하는 신경계가 손상을 입는 경우에도 괄약근 조절에 실패해 역류성식도염이 생길 수 있고, 비만 상태, 임신을 한 경우에도 위압이 높아져 역류성식도염이 발생할 수 있다. 흔치 않은 경우지만 여성호르몬인 프로게스테론이 과다하여 괄약근이 이완되거나, 만성적 결합조직 질병인 피부경화증*으로 인해 식도의 운동 이상이 일어난 경우에도 역류성식도염이 일어날 수 있다. 앞의 피부경화증처럼 자가면역질환으로 인해 발생되는 역류성식도염은 대부분 장누수로 인한 결과라고 볼 수 있다.

역류성식도염은 불규칙한 식습관을 가진 한국인들에게 잘 나타나는 질환이다. '어떻게 먹느냐'는 '무엇을 먹느냐'만큼 중요하다. 바쁜

---

* 진피 내에 아교질의 과다한 축적으로 인해 피부의 일부분 또는 전신의 피부가 딱딱해지고 두꺼워지는 경화성 변화와 혈관계 이상을 특징으로 하는 원인 미상의 만성 자가면역 결합조직질환

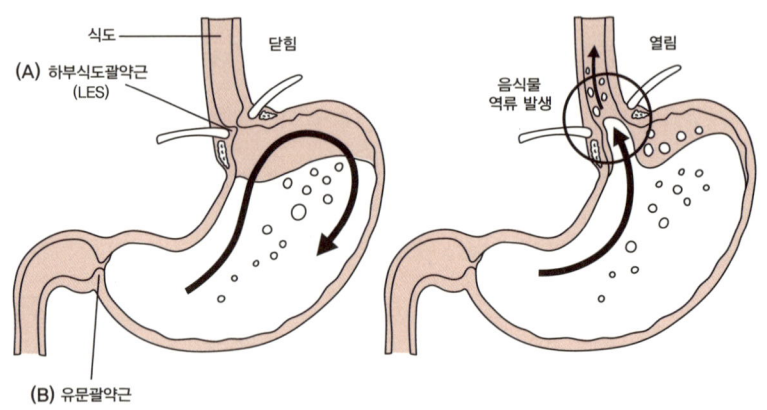

하부식도괄약근이 열리며 음식물이 역류하는 그림

일상으로 인해 쫓기듯 몇 분 만에 해버리는 급한 식사. 국물에 말아 먹는 식습관. 빈번하게 발생하는 스트레스가 위산분비를 저하시켜 역류성식도염을 유발한다. 아침, 점심 식사를 거른 후 저녁에 폭식을 하는 경우에도 위 내의 압력을 올려 역류 가능성을 높인다. 식후 3시간이 되지 않아 취침하는 습관이나 늦은 시간의 간식도 마찬가지다.

그러나 무엇보다 큰 문제는 역류성식도염으로 고생하는 사람들이 위산분비를 억제하는 약을 먹는 경우다. 음식이 역류해 고통스럽던 증세는 일시적으로 나아지는 듯 보이지만, 약을 오래 먹게 되면 만성 소화불량으로 이어진다. 이는 결국 장누수를 만드는 지름길이 된다. 역류성식도염이 발생했다는 것은 단순히 식도염이나 소화불량의 문제를 의미하지 않는다. 이는 장누수로 인해 몸의 전체적인 소화체계가 무너지고 있다는 신호나 다름없기 때문에 이러한 증상이 나타났을 때에는 서둘러 정확한 원인을 찾아보고 가능한 한 빨리 치료를 시작해야 한다.

위산분비가 저하되면 어떻게 역류성식도염이 일어날까?

우리가 음식물을 먹으면 그 음식들은 가장 먼저 위로 들어온다. 이때 위산의 분비가 정상적으로 이루어지고 있는 상태라면 그림에서 보이는 A의 부분, 즉 하부식도괄약근이 닫히게 된다. 그리고 동시에 B의 유문이 열리면서 위에 있던 음식물들이 차근차근 아래로 내려간다. 그런데 위산이 정상적으로 분비되지 않으면 반대가 된다. 즉 A가 열리고 B가 닫히게 되는 것이다. 그러면 음식물이 밑으로 내려가지 못하고 위로 올라가는 '역류성식도염'이 발생한다. 역류성식도염은 단순히 음식물이 위로 올라오는 것만이 문제가 되는 게 아니다.

위의 아랫부분과 십이지장을 연결하는 유문의 수축을 조절하는 근육인 유문괄약근이 닫히게 되면 음식물들은 밑으로 내려가지 못한 채 위 속에서 고이게 된다. 위산은 소화기능과 더불어 세균들에 대한 살균기능도 있는데 위산분비가 떨어지다 보니 살균기능도 함께 저하되면서 많은 세균들이 살아남게 된다. 이 세균들에 의해 음식물들이 발효되고 부패되며 가스가 차는데, 이때 우리는 복부의 팽만감을 느끼며 메스꺼움과 트림이 발생한다. 또 세균들이 위점막을 자극하여 손상시키면 염증이 발생된다. 우리가 흔히 말하는 '위염'이 바로 이것이다. 이것이 전형적인 소화불량의 증세이며, 한국인들에게 매우 빈번하게 발생하는 증상이다.

위산분비 저하로 발생하는 증상들

소화불량, 속쓰림, 위산역류가 나타났다면, 당신은 이미 위산 부족 상태이다.
만약 위산부족이 보내는 신호를 대수롭지 않게 넘기면
아래와 같은 질환을 만나게 될 것이다.

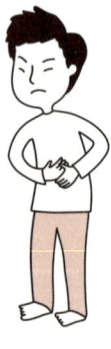

담적
소화불량
속쓰림
역류성식도염
명치통증
위궤양/위염

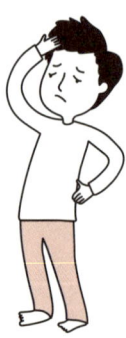

불면증
우울증
두통
불안
만성피로
만성통증

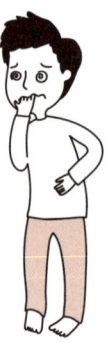

영양결핍
가스
팽만감
구취
메스꺼움

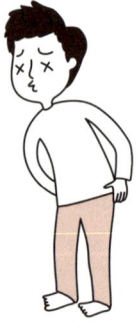

과민성장증후군
변비
설사
크론병
궤양성대장

스트레스로 인한 장기의 기능저하가 소화불량(담적)을 일으킨다

손가락에 작은 가시 하나만 박혀도 하루 종일 불편함을 느끼고 신경이 쓰이기 마련이다. 두통이나 치통이 있을 때에도 마찬가지며 그런 날은 하루 온종일 일도 손에 잘 잡히지 않는다. 이렇게 몸에서 정상적이지 않은 증상이 나타날 때, 우리 몸은 스트레스 상태가 된다. 작은 일에도 예민해지며 모든 일에 집중력이 떨어진다.

겉으로 보이지는 않지만 우리의 몸 안에도 같은 현상들이 일어나고 있다. 장에 생긴 염증은 몸의 여러 부분에 영향을 미치기 때문에 인체에 스트레스를 준다. 예를 들어, 장에 염증이 생겨 장벽이 허물어지고 장누수가 발생하면 가장 먼저 위의 기능에 영향을 주게 된다. 위는 우리 몸에서 본격적으로 음식물을 소화하는 매우 중요한 기능을 맡고 있다. 그런데 그러한 기능에 문제가 생긴다면 어떻게 될까? 특히 음식물을 살균하고 분해하는 위산분비를 저하시키고, 활발하게 이루어져야 할 위의 운동도 억제된다면 우리 몸은 당연히 소화불량, 즉 담적 상태에 놓이게 될 것이다.

식사 중이나 식후에 소화가 잘 안 되는 사람은 평소에 스트레스를 많이 받는 사람일 가능성이 높다. 또한 당뇨가 있는 사람들도 신경에 염증이 발생할 가능성이 높기에 이 염증으로 인해 위장 신경계에 영향을 주어 위 운동이 저하되는 담적을 유발할 수 있다. 이 담적이 소장내 세균과다증식(SIBO)으로 이어져 소장에 염증을 일으키는 장누수를 유발하는 원인으로 작용하기도 한다. 반면에 장누수로 인해 몸 안으로 들어온 독소들이 위와 장 근육을 손상시켜 위와 장 근육을 굳게 만들어 담적을 유발하기도 한다.

"저는 원래 소화가 잘 안 되고 남들보다 많이 느려요." 하고 말하는 사람들이 종종 있는데, 이런 분들은 장누수를 의심해봐야 한다. 위산 분비가 저하되고 위운동이 제대로 되지 않으면 위에서 음식물을 분해해 장으로 내려 보내는 작업이 지연되고 있다는 뜻이다. 바로바로 처리되어야 할 음식물들이 계속해서 위에 머물게 된다면 음식물은 곧 발효, 부패되어 썩고 나쁜 냄새를 유발한다. 치아에 문제가 없는데도 구취가 많이 나는 사람들은 간단히 말해 위에서 음식물이 썩어가고 있다고 생각하면 될 것이다.

장의 염증이 장운동을 바꾸어 과민성장증후군을 유발한다

"제가 너무 예민한 성격이라 그런 걸까요? 조금만 긴장하면 바로 화장실로 달려가게 됩니다. 설사도 너무 자주 하구요. 때때로 중요한 자리에서 그럴 때면 이만저만 난처한 게 아닙니다."

과민성대장증후군이 일어나는 과정

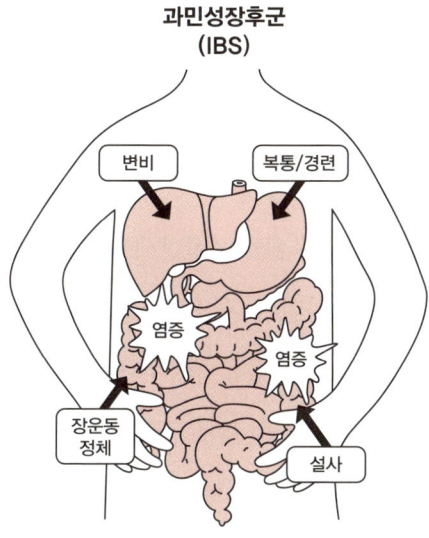

'장누수가 발생했다'는 것은 '장에 염증이 생겼다'는 의미와도 같다. 장에 염증이 생기면 정상적으로 운동해야 할 장의 운동성에 변화가 생기는데, 이 운동성은 우리의 기분을 관할하는 호르몬인 세로토닌 조절에 영향을 준다. 그래서 신경이 과민해지면 복통이 발생하고 장운동에 변화가 나타날 수 있다. 장운동이 과하면 설사, 더뎌지면 변비가 되는데 장이 과민한 사람들은 장 염증을 치료한 후에도 신경이 계속 영향을 받아 통증이 지속되는 경우도 많다.

과민성대장증후군은 그러한 장운동 조절에 이상이 생긴 경우인데,

한국인들에게 흔히 나타나는 질병이다. 이러한 과민성대장증후군의 발생은 선천적, 후천적 요인이 모두 작용하는데 잦은 복통과 원활하지 못한 배변으로 일상생활 속에서도 큰 불편함을 유발한다. 과민성대장증후군은 스트레스와 관련성이 매우 높다. 스트레스를 받을 때 증상이 나타나는 경우가 많은 것이 이런 관련성 때문이다. 이유는 앞에서도 설명했지만 장에 존재하는 비만세포*의 영향 때문이다. 스트레스가 비만세포를 자극하면서 이 비만세포의 작용으로 인해 염증을 비롯해 장의 운동성에까지 영향을 주어 과민성대장증후군 증상이 나타나는 것이다. 따라서 증상만이라도 완화하기 위해 많은 사람들이 병원을 찾고 약을 처방받는데, 이렇게 단순한 접근으로는 결코 과민성대장증후군을 완벽히 치료할 수 없다. 지긋지긋한 과민성대장증후군을 치료하기 위해서는 무엇보다 장내의 환경을 개선하는 게 급선무다. 식이와 스트레스 관리 및 생활습관을 바꾸고, 유익균이 우세한 장내세균의 균형을 도모하면서 염증으로 손상된 장벽을 복구하는 장누수 치료까지 모두 병행해야만 완벽한 치료가 가능해진다.

---

* 비만 세포는 소화기관인 위와 장, 호흡기관인 코와 기도 등 인체가 외부와 접촉이 빈번한 장기에 존재하면서 인체의 1차 방어역할을 하는 면역세포 중 하나이다. 비만 세포는 알레르기의 주요인이 되는 면역세포로 신경전달물질인 히스타민(Histamine)을 분비하여 알레르기 반응을 유발시킨다.

과민성장증후군을 악화시키는 음식들

- 사과 등 생과일
- 유제품
- 콩
- 지방 식품
- 브로콜리
- 마가린
- 양배추
- 견과류
- 카페인
- 오렌지 주스, 자몽 주스
- 콜리플라워
- 밀가루 음식
- 과당이나 소비톨이 함유된 껌이나 음료수 혹은 조미 과일

염증성장질환(크론병, 궤양성대장염)

장내세균들은 우리 몸 대부분의 면역조절을 담당한다. 그런데 장누수의 발생으로 인해 장내세균의 균형이 깨지면 우리 몸의 면역상

태 또한 불균형이 되었다고 봐야 한다. 장내의 유익균, 유해균의 비율이 어떻게 바뀌었느냐에 따라 면역세포들이 과잉으로 반응하게 될 수도 있고, 적절한 면역반응이 일어날 수도 있다.

우리 몸의 면역조절세포인 [T reg]을 예로 들어 살펴보자. 이 세포는 신체 내에 일어나는 과도한 면역반응을 억제시켜주는 세포다. 만약 장내에 유익균이 우세한 상태라면 유익균의 대사에 의해 생성된 단쇄포화지방산(젖산)에 의해 [T reg]가 만들어지면서 우리 몸에는 건강한 면역시스템이 형성된다. 그런데 장누수가 일어나 장내세균의 균형이 무너져 유해균이 우세한 상황이라면 [T reg]이 제대로 기능하지 못해 과도한 면역반응을 억제할 수 없어 우리 몸의 면역체계로부터 우리의 장세포들이 공격당하는 역설적인 상황이 발생하게 된다. 즉 유해균에 의해 열 받은 몸이 바보처럼 자기 자신을 공격하는 셈이 되는 것이다. 이렇게 과도한 면역반응이 일어나면 우리 몸에는 크론병, 궤양성대장염, 류머티즘관절염, 루푸스 등의 각종 자가면역질환들이 발생하게 된다.

장누수가 뇌질환을 만든다

"요즘 통 일에 집중을 못합니다. 불면증 때문에 밤에 잠을 못 자서 그런 것 같아요. 최근 회사에 새로 온 상사 때문에 스트레스가 너무 심하거든요. 진짜 일을 그만둬야 하나 싶을 정도지만 지금 그럴 수 있는 상황도 아니고, 다른 사람들도 잘 버티는데 나만 이러나 싶어 어떻게든 참으려고 하다 보니 더 그런 걸까요. 시간이 없으니 점심때는 대충 먹고 저녁엔 먹고 싶은 음식들로 폭식을 하게 됩니다. 사람들을 만나면 파스타나 면을 먹고, 집에 오면 피자 같은 걸 시켜먹고요. 이 생활도 벌써 몇 달이 넘어가다 보니 점점 신경이 예민해지고 일도 잘 안 되는 것 같아요."

병원을 찾아온 28세 혜정 씨는 요즘 잠을 통 이루지 못하는 증세에 대해 한참 이야기를 했다. 나는 그녀의 얘기를 들은 후 장누수에 대해 설명을 해주었다. 혜정 씨는 한참 듣더니 대체 무슨 말을 하는 건지 모르겠다는 표정으로 나를 쳐다보았다. 불면증으로 잠이 잘 오지 않아서 약을 좀 지어볼까 싶어 왔는데 왜 뜬금없이 장 이야기를 하느냐는 것이다. 결과적으로 혜정 씨는 우선 내 말을 들어보기로 하

장누수가 뇌질환을 일으키는 과정

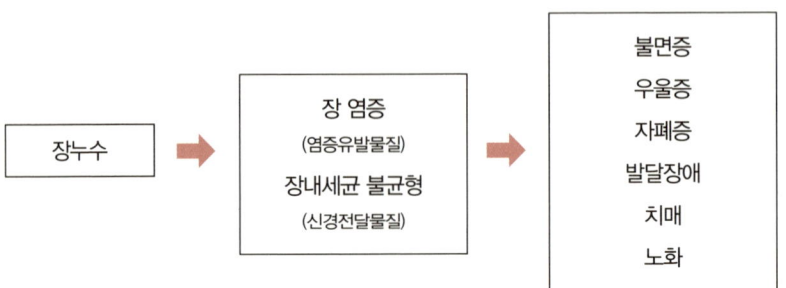

고 4개월 동안 꾸준히 장누수를 치료했고, 지금은 잠도 푹 잘 자고 일에도 집중할 수 있는 상태가 되었다. 혜정 씨의 이야기를 듣고 필자가 장누수라고 진단한 이유는 무엇일까?

혜정 씨의 경우 스트레스가 만성이 된 상태에다 파스타, 피자, 빵 등 밀가루 음식과 알코올 섭취, 스트레스로 인해 장에 염증이 발생하고 이것이 장누수로 이어진 경우다. 이때 장에서 발생된 염증유발물질(TNF-@, IL-6, IL-1 등)들이 혈류로 들어와 순환하다가 뇌의 방어막인 혈뇌장벽(=BBB)을 자극하고 손상시켜 뇌 혈관벽의 누수를 유도하는데, 누수가 된 틈을 통해 장에서 유발된 염증유발물질들이 뇌 안으로 들어가 염증이 일어나게 된다. 혜정 씨의 경우 장누수로 인한 장 염증이 뇌 염증을 일으켰다고 볼 수 있다. 염증유발물질이 혈뇌장벽을 통과해 뇌 안으로 들어가서 염증을 일으키면 불면증 이외에도 우울

뇌의 방어장치

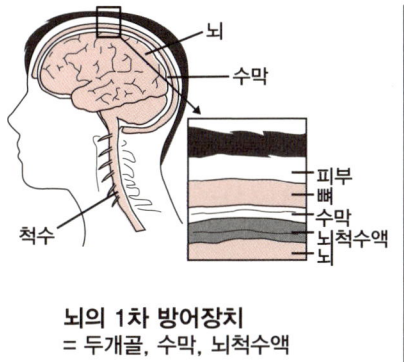
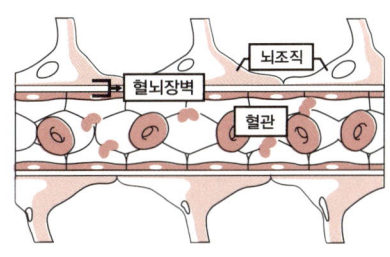

뇌의 1차 방어장치
= 두개골, 수막, 뇌척수액

뇌의 2차 방어장치
= 혈뇌장벽

    증, 알츠하이머 치매, 자폐증, 발달장애, 기억력 감퇴, 집중력 저하 등 다양한 뇌 질환들을 만들어낸다. 즉 뇌의 염증이 이런 뇌 질환들을 만드는데, 이 뇌의 염증은 뇌 자체 내에서도 만들어질 수 있지만 장의 염증으로 인해 유발되는 경우가 더 흔하다.

    이러한 뇌 질환은 다양한 스트레스 환경에 노출된 현대인에게는 더욱 잘 나타나는 질환이라 할 수 있다. 그리고 앞에서 말한 것처럼, 장내세균의 불균형이 일어나 신경전달물질 생성 및 배분에 문제가 생겨도 뇌질환이 일어날 수 있다. 장은 제2의 뇌라고 불릴 만큼 우리의 뇌와 밀접한 관련이 있다. 장은 뇌와 척수를 포함하는 중간 신경

장누수가 뇌누수를 만든다

조눌린 분비
조눌린, 유해균 노출로 장벽을 연다
누수로 인해 독소들이 혈류 유입됨

면역반응
스트레스 노출 증가로 면역반응, 염증 유발
염증과 조직손상이 누수 악화시킴
면역불균형과 장 염증이 HPA기전 손상

뇌 누수
혈뇌장벽은 장누수와 동일 원리 작동
혈류 속 조눌린이 혈뇌장벽 연다
독소들이 뇌 안으로 유입되어 면역반응유발

신경 염증
뇌세포들이 독소로 인해 손상된다
면역반응들이 뇌 안에서 일어난다
염증이 발생되고 더 많은 독소들이 유입
만성 신경염증이 다양한 두뇌질환에 관여

아픈 사람의 99%는 장누수다

계 다음으로 제일 많은 신경세포가 분포하고 있는 장기이다. '장이 불편하면 기분도 불편하다'고 하는데, 그것은 우리 뇌의 자율신경계와 장의 신경계가 연결되어 있기 때문이다. 그래서 두뇌로부터 장으로 보내는 신호와 장으로부터 두뇌로 보내는 신호가 원활하지 못하면 위장을 포함해 많은 질병이 일어날 수 있다. 이처럼 뇌질환은 뇌 자체에 문제가 생겨 일어나는 경우도 있지만 장누수로 인한 염증으로 유발되는 경우도 많기 때문에 뇌질환 증세가 있을 때는 먼저 장을 살펴봐야 한다.

장누수가 뇌질환을 일으키는 경우는 크게 두 가지로 나뉜다. 첫째는 장에서 만들어진 염증유발물질이 뇌로 가서 염증을 유발하는 경우, 둘째는 신경전달물질 생산이 저하되는 경우다. 그렇다면 이 각각의 경우에 따라 어떻게 뇌질환이 일어나는지 조금 더 구체적으로 살펴보자.

염증 유발로 인해 뇌질환이 생기는 경우

필자는 종종 "장의 감정은 곧 뇌의 감정이다."라는 말을 한다. 그만큼 뇌와 장이 밀접하게 관련되어 있다는 뜻이다. 뇌와 장이 서로 관련 있다는 말을 하면 한 번에 이해하지 못하는 사람이 많다. 하지만

뇌 염증 유발 기전

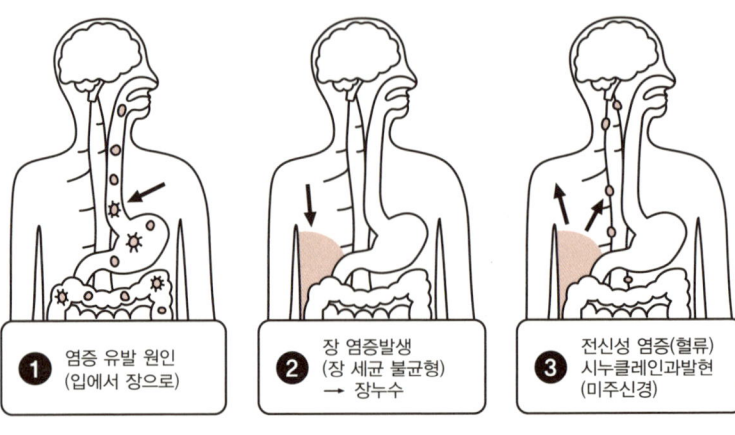

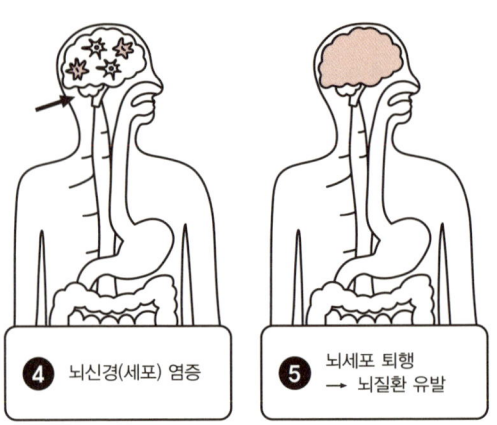

장에서 발생된 염증유발물질이 혈뇌장벽을 통과하여
뇌 면역세포인 마이크로글리아 세포를 활성화시켜 뇌에 염증들을 만든다.
이것으로 장누수가 뇌의 염증을 포함하여 전신성 염증을 유발한다는 것을 알 수 있다.

기분이 좋지 않을 때 복통이 있거나 설사를 하는 경우를 떠올려보면 조금은 이해가 될 것이다.

장누수가 생겼다는 것은 곧 장에 염증이 생겼다는 뜻과 같다. 각종 음식물, 스트레스, 약물 등 앞에서 이야기한 다양한 원인으로 장누수가 일어나면 인체와 뇌의 경계인 혈뇌장벽이 손상되어 뇌에도 염증이 일어나게 된다.

장의 염증으로 인해 뇌의 염증이 일어나는 경우, 염증의 정도에 따라서 다음과 같이 다르게 증상이 나타날 수 있다.

염증의 정도에 따라 다르게 생겨나는 뇌질환

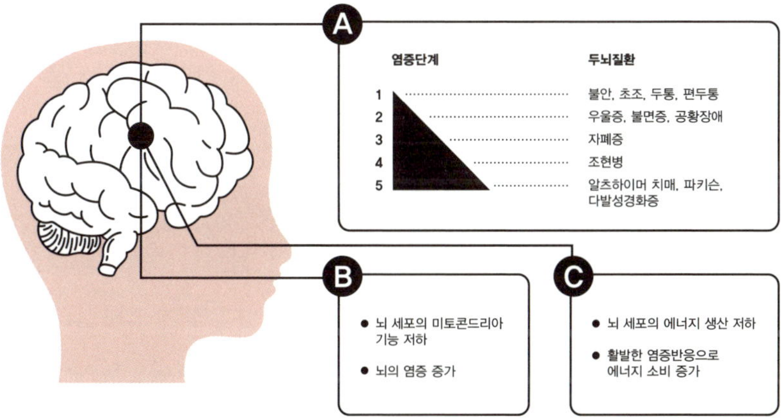

A

염증단계	두뇌질환
1	불안, 초조, 두통, 편두통
2	우울증, 불면증, 공황장애
3	자폐증
4	조현병
5	알츠하이머 치매, 파킨슨, 다발성경화증

B
- 뇌 세포의 미토콘드리아 기능 저하
- 뇌의 염증 증가

C
- 뇌 세포의 에너지 생산 저하
- 활발한 염증반응으로 에너지 소비 증가

위의 그림에서 보듯 뇌에 염증이 생기면 다양한 정신적 질환들이 나타난다는 사실을 알 수 있다. 특수한 질환이라고 생각했던 자폐증이나 조현병 등도 장누수로 인해 생긴 염증이 뇌에 누수를 일으켜 나타날 수 있는 병이라고 하니 장의 건강을 결코 쉽게 생각해서는 안 될 것이다. 그렇다면 뇌의 염증은 어떤 과정을 통해서 일어날까?

앞에서 우리는 '염증'에 대해 이야기한 적이 있다. 이 염증이 겉으로 드러났을 때는 눈으로 확인할 수 있지만 몸속에 있다면 어떨까? 배가 아프거나 혹은 다른 몸 어딘가가 아파서 약을 먹을 때 대부분 우리는 그것이 몸속에 생긴 염증 때문이라는 것을 짐작할 수 있다. 그러한 염증이 장 속에서 빠져나와 혈류를 타고 몸속을 돌아다닌다면 어떻게 될까? 그리고 이 염증이 생겨났다 사라지기를 반복하면서 우리 몸의 각 부위를 보호하기 위해 존재하는 세포벽들에 상처를 내고 구멍을 낸다면 세포는 손상되어 제 기능을 상실하거나 결국에는 죽게 된다.

뇌질환이 일어나는 과정 또한 장에서 새어나온 염증이 뇌로 가는 과정이라고 생각하면 된다. 장에 생긴 염증이 장누수를 유발하면, 이것이 곧 혈류를 타고 몸속을 돌아다니면서 전신성 염증을 일으킨다. 우리의 몸에는 나쁜 것들이 뇌로 가지 못하도록 가장 단단하게 둘러싸고 있는 장벽이 있는데, 그것이 바로 혈뇌장벽이다. 그런데 이 염증유발물질이 혈뇌장벽을 뚫게 되면서 뇌로 들어가게 되는 것이다. 이렇게 뇌로 들어간 염증은 뇌의 염증을 만들고, 뇌세포를 퇴행시키면서 뇌기능의 저하를 불러온다. 우리가 아는 다양한 뇌의 질환들이 모두 뇌 염증에서 오는데 염증의 정도에 따라 치매, 기억력 감퇴, 발달장애, 집중력 저하 등 다양한 질환이 발생하게 된다.

특히 오늘날 40~50대 여성의 4명 중 1명이 앓고 있다고 할 정도로 심각한 우울증 역시 사실은 염증성 질환이다. 정신적 고통, 불만감, 불안감, 내적 동요, 피로감, 성욕 저하, 기억력 감퇴, 잦은 화, 불면증, 절망감, 기분 처짐, 위축감 등을 느끼게 만드는 우울증은 이미 20세기 초부터 장과 관련이 있다는 연구결과가 있어왔다. 장에서 만들어진 화학물질이 기분과 뇌기능에 영향을 줄 수 있다고 생각한 과학자들이 이를 깊이 연구한 것이다. 오늘날에는 장의 기능장애와 우울증의 연관성을 밝히는 연구가 많은 주목을 받고 있다. 염증 수준이 높을수록 우울증의 위험은 급격히 증가한다. 그리고 염증지표가 높을수록 우울증은 심각해진다.

신경전달물질의 생산이 저하되어 뇌질환이 일어나는 경우

뇌의 신경전달물질에는 세로토닌과 멜라토닌이 있다. 중학교 과학

시간에 한 번쯤 들어보았을 것이다. 세로토닌은 우리의 기분과 밀접한 관련이 있다. 세로토닌은 기분을 조절하고 더불어 장운동을 조절하는 역할도 한다. 세로토닌이 너무 많이 분비되면 장운동을 촉진시켜 설사를 하고, 적게 분비되면 장운동이 저하되면서 변비가 일어난다. 뇌에 10%, 장에 90% 존재하는 세로토닌은 낮에 활동하는 전달물질로, 밤이 되면 이것이 멜라토닌으로 변한다. 햇빛이 차단되는 순간 멜라토닌으로 변하는 것이다. 그래서 멜리토닌을 어두울 때 분비가 된다고 하여 '밤의 호르몬'이라 부르기도 한다. 멜라토닌은 생체리듬을 조절해 우리 몸이 밤에 잠들게 해주는 역할을 하는데, 합성량이 적으면 불면증을 유발한다. 멜라토닌은 트립토판으로부터 만들어지는데 골수세포, 림프구, 상피세포 등에서 합성되기도 한다.

장운동이 너무 활발해서 잦은 설사를 하는 것도 문제지만, 장운동이 제대로 일어나지 않아서 배출이 원활하게 되지 않는 것도 큰 문제다. 장운동이 제대로 일어나지 않는다는 건 장운동을 담당하는 신경전달물질인 세로토닌이 만들어지지 않는다는 뜻과 같다. 그렇다면 왜 신경전달물질이 만들어지지 않는 걸까?

고기 및 채소와 해산물에 많이 함유되어 있는 아미노산 중 하나인 트립토판은 장내 유해균의 수가 많아지면, 세로토닌으로의 전환율이 저하되어 세로토닌 수치가 떨어진다. 그에 따라 감소된 세로토닌으

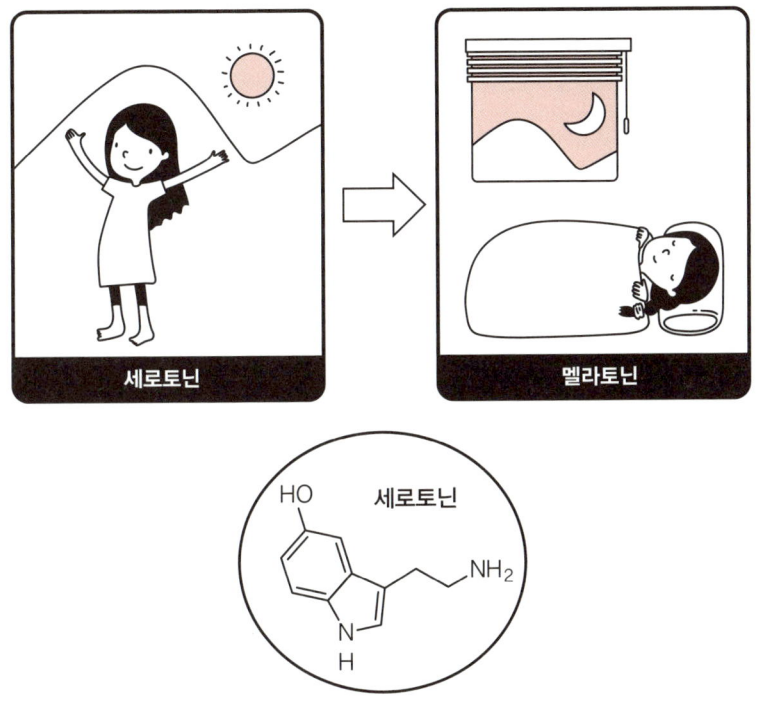

로 인해 장운동이 저하되어 변비가 유발될 뿐만 아니라 세로토닌이 부족하면 생기는 우울증과 멜라토닌이 충분하지 않아 생기는 불면증도 같이 발생된다.

    이렇게 생긴 뇌질환은 신경 쓸 일이 있거나 스트레스를 받으면 체한 듯 소화가 안 되는 경우가 있듯 소화기관에 직접적인 영향을 준다. 이러한 현상을 어떻게 설명할 수 있을까?

뇌는 몸의 신경세포들에게 신호를 보낸다. 이런 신호는 호흡에서 걷는 것까지 다양하다. 신호 중에서 가장 중요한 신호가 있는데 그건 바로 '미주신경'이다. 미주신경은 심박동에서부터 소화효소 분비, 장 운동 등까지 굉장히 많은 기능을 수행한다. 여기서 중요한 것은 미주신경이 소화기관을 활성화시킨다는 것이다. 스트레스, 불안, 우울증과 강한 부정적 감정들은 뇌의 활성화를 줄여 미주신경의 활성화를 억제한다. 이러면 위산을 포함한 각종 소화효소의 억제가 일어난다. 더불어 장운동도 저하시키고, 소화기관으로 가는 혈류의 흐름도 줄여 장의 면역력도 억제된다.

이렇게 미주신경 활성화가 오랜 시간 억제되면, 많은 소화기능들이 저하되어 소장내 세균과다증식(SIBO)이 유발될 수 있다. 그 결과 소화에서 중요한 역할을 담당하는 소장에서 유해균이 과다하게 증식된다. 이러한 유해균들이 너무 많아지면 장누수를 유발할 수 있다. 글루텐 등 다양한 음식들이 장누수를 유발하는 주요 원인으로 작용하지만 음식적인 원인 이외에 유해균이 많아진 장내세균의 불균형도 장누수를 유발하게 된다. 즉 소장내 세균과다증식(SIBO)은 장누수를 유발하여 전신에서 만성적인 미세염증을 만들어낸다.

여기서 알 수 있는 것은 스트레스, 불안, 우울증 등이 장누수를 만들 수 있다는 사실이다. 장은 뇌로 신호를 보내고 반대로 뇌도 장으로 신호를 보낸다. 이것을 장-뇌축(=gut-brain axis)이라 한다.

장이 뇌와 직접 소통한다는 많은 과학적 증거들이 있다. 손상된(염증) 장에서 뇌로 가는 화학적 신호들을 보면 이해가 좀 더 쉬울 것이다. 장이 누수가 되거나 염증이 존재하면 염증유발물질(염증에 대한 화학신호)을 장에서 생산하여 혈류를 거쳐 뇌로 보낸다. 이러한 염증유발물질들은 뇌와 인체의 경계선인 혈뇌장벽을 통과하여 뇌 안에 존재하는 면역세포를 자극하고 뇌에 염증을 만들어 뇌의 기능을 저하시키거나 뇌에 질병을 만들기도 한다. 즉 장누수는 뇌의 염증뿐만 아니라 전신에서 염증을 만들어 다양한 질병들을 일으키는 데 핵심적인 역할을 한다. 염증이 있는 뇌는 신경전도(뇌의 기능을 유지하기 위해 뇌세포 간에 정상적으로 주고받는 신호전달 과정)를 감소시켜 스트레스, 우울증, 불안증을 나타나게 하기도 한다. 왜 우울증을 가진 사람들이 변비나 과민성장증후군으로 고통받고 있는지를 장에 대한 뇌의 영향으로 알 수 있는 것이다.

이처럼 뇌의 건강은 장에서부터 시작된다. 장누수를 막는 것은 단순히 장을 치료하는 것이 아니라 우리 몸의 질환을 치료하는 근본적인 접근법이라는 사실을 명심해야 한다.

장누수가 자가면역질환을 만든다

인간이 '어디가 아프다'고 할 때에 그 원인을 알 수 있는 경우가 있는가 하면, 전혀 그 원인을 알 수 없는 경우도 굉장히 많다. 기술이 발달함에 따라 의학도 몰라보게 발달해왔지만 여전히 그 원인을 알 수 없는 질병이 100가지가 넘는다는 보고가 있다. 그중에는 병명이라도 붙은 게 있는가 하면 어떤 것은 병명조차도 알 수 없다. 최근 학회에서는 이 모든 알 수 없는 질환들의 원인이 장누수일 것으로 추측하고 있다. 그 정도로 장누수는 수많은 질병들의 근원적 원인으로서 중요한 의미를 갖는다.

62세인 성준 씨는 최근 류마티스 관절염으로 인한 극심한 통증으로 극단적인 생각까지 했다. 병원에서도 그 정확한 원인을 알 수 없다고 했고, 그저 진통, 소염제만으로 하루하루를 버텨왔지만 소화기능이 떨어져 음식을 제대로 섭취할 수 없을 지경이 되자 우울증까지 겹쳤다. 심하게 아플 때는 잠도 제대로 이룰 수가 없었고, 이제 일상생활도 힘든 상태까지 왔다. 하지만 근본적인 치료를 할 수 없다고 하니 더 화가 났다. 성준 씨는 몸도 마음도 많이 지친 상태여서 나와 함께 일주일에 한 번씩 상담을 진행했고, 장누수 치료를 통해 병이 호전되는 경험을 하게 되었다. 성준 씨는 이제 새로운 삶을 찾은 것 같다고 기뻐했다.

성준 씨의 경우와 마찬가지로 자가면역질환을 앓고 있는 환자들 또한 그들 중 70%가 병원에서 그 원인을 진단할 수 없다고 말한다.

장누수가 자가면역질환을 만드는 과정

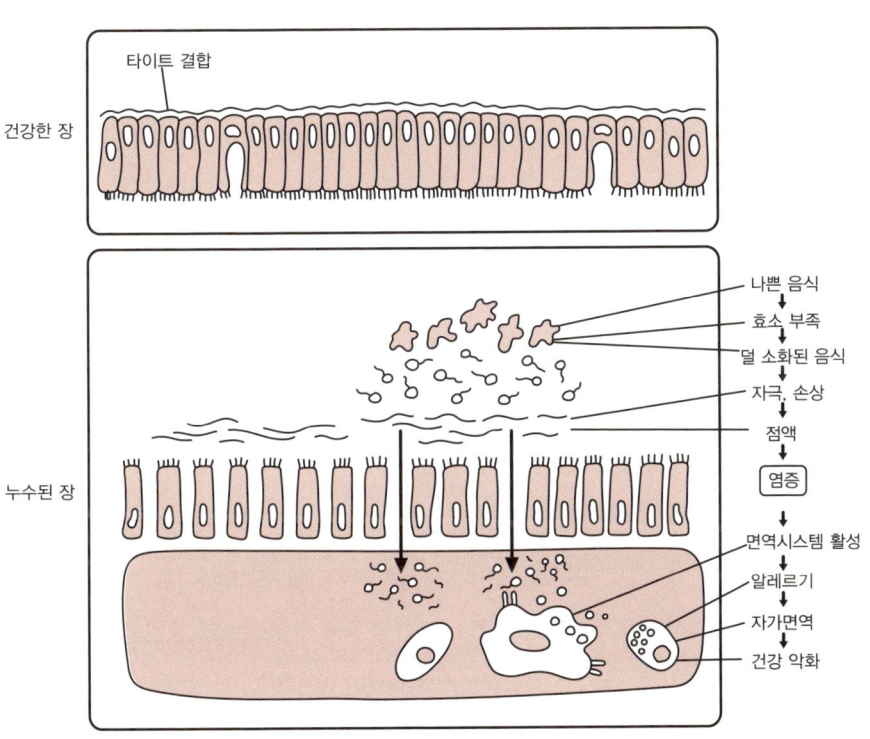

이번 장에서는 까다로운 증상을 동반하는 자가면역질환에 대해 이야기를 해보려고 한다. 자가면역질환은 갑상선질환, 건선, 당뇨1형, 다발성경화증, 류마티스 관절염 등의 질환을 포함하는데, 우리 몸의 어느 부위에서 일어나느냐에 따라 병명이 달라진다. 자가면역질환이 일어나는 과정을 알기 위해서는 먼저 우리 몸의 면역시스템이 어떻게 움직이는지에 대해 알아야 한다. 앞의 그림을 한번 살펴보자.

자가면역질환은 어떻게 만들어지는가?

알레르기 유발 음식과 덜 소화된 음식 조각들이 장누수를 만들고 자가면역을 유발한다.

1. 음식을 먹고 나서 적절하게 소화를 시킬 수가 없다.
2. 음식이 소화가 안 되면 그 음식들은 장을 자극하게 된다.
3. 이것이 소화기관으로 하여금 자신을 지키기 위해 염증을 유발시키게 만든다.
4. 염증이 발생되면 장벽은 누수가 되기 쉽고 음식과 음식 조각들이 몸 안 혈류로 들어오게 된다.
5. 이것이 몸 안 면역세포로 하여금 전쟁을 일으키게 만든다.
6. 만약 면역세포가 음식 조각들과 자기 조직을 구분하는 데 혼란을 겪게 되면 자기 조직을 공격하는 자가면역질환이 발생한다.

면역이란 신체에 자기가 아닌 비자기(non-self)에 대하여 인지하고 반응을 하는 일련의 반응을 의미한다. 여기서 비자기란 세균, 바이러스, 진균 등 여러 가지 미생물일 수도 있고, 미세먼지나 금속과 같은 무생물일 수도 있다. 또한 암과 같은 비정상적으로 변한 자기 자신의 세포일 수도 있다. 앞서 언급한 것처럼 면역은 기본적으로 자기를 방어하는 기전이고, 자기의 모습과 다른 비자기를 찾아내어 이를 제거하는 것을 목적으로 한다. 그런데 인체의 질환들 중에서 비자기인 외부의 항원(antigen)에만 반응하는 것이 아니라, 자기인 자기 자신의 항원을 공격하는 면역반응이 발견되었다. 면역시스템이 자기와 비자기를 구분할 수 없게 되면서, 자가 항체가 자신의 세포와 장기를 공격하는 걸 자가면역이라고 말한다.

장누수가 발생하면 무너진 장벽을 통해 다양한 물질(덜 소화된 음식 조각, 세균 대사산물, 독소, 노폐물, 화학물질 등)이 몸 안으로 유입되는데 이때 면역세포는 이들을 침입자인 비자기로 인식하여 전쟁을 벌이게 된다. 이때 과잉 면역반응으로 인해 면역세포가 자기 조직을 비자기로 오인하여 공격하면서 자가면역질환이 발생하게 된다. 인체의 조직들은 단백질로 구성되어 있는데 음식 조각과 병원균에도 인간 조직과 유사한 단백질인 항원이 있다. 만약 면역시스템이 과하게 자극되어 이러한 음식 조각과 병원균에 대한 항체를 만든다면 이 항체가 실

우리 몸의 면역시스템은 자기와 비자기로 구성되어 있다

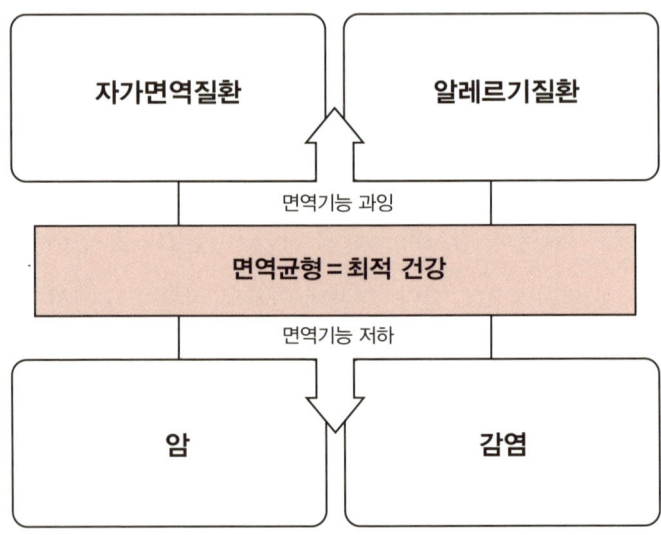

자기(내 몸) / 비자기(내 몸을 제외한 모든 것, 세균, 바이러스 등)
세포는 감염이 되면 자기에서 비자기로 변한다

면역시스템은 어떻게 작동하나?

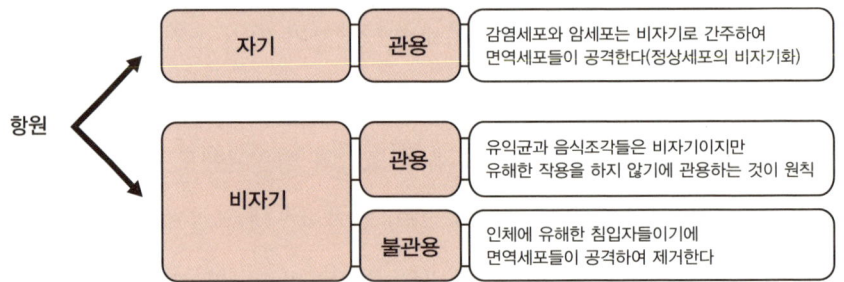

정상적인 면역반응 vs. 자가면역질환

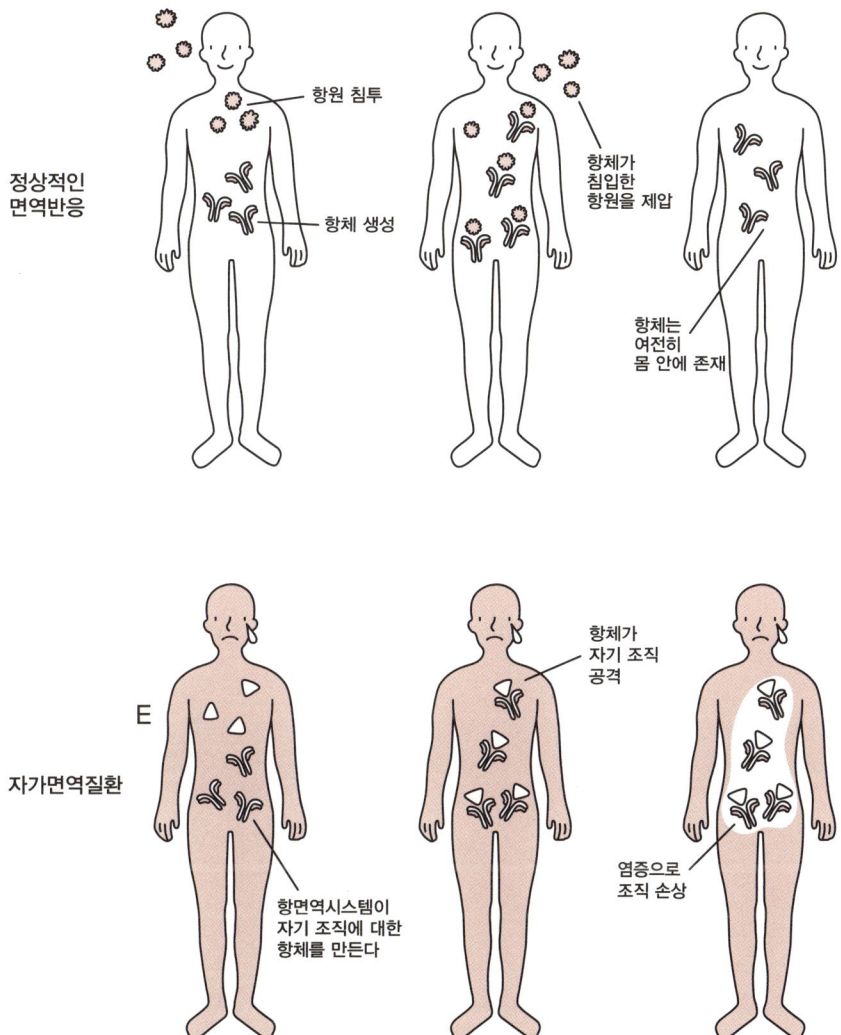

수로 자기 자신의 조직을 공격할 수 있다. 특히 우리가 먹는 음식 중에서도 글루텐이 가장 위험하다. 글루텐은 장세포 사이의 틈을 벌리면서 장누수를 유발한다. 글루텐 노출에 의해 우리 몸 안에서는 항체가 만들어지는데 그것이 '항-트랜스글루타나제'라는 항체다. 트랜스

몸의 세포들은 어떻게 자기와 비자기를 구분할까?

우리의 모든 세포에는 MHC라는 신분증(단백질로 이름을 표시함)이 달려 있다. 이미 흉선에서 훈련을 받은 면역세포들은 몸속을 검열하고 다니다 이 이름표를 보고 구분을 하게 된다. 그런데 바이러스에 감염이 된 세포는 바이러스의 대사산물을 이름표로 내보낸다. 그러면 면역세포가 검열을 하러 다니다 이를 보고는 위조신분으로 인식하고 '자기'에서 '비자기'로 신분을 격하시킨다. 그때부터 면역세포가 비자기로 격하된 이 세포를 공격하기 시작한다. '침입자'라는 이름표가 붙어버렸기 때문이다.

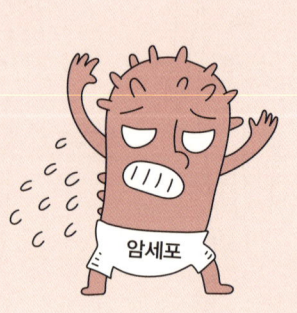
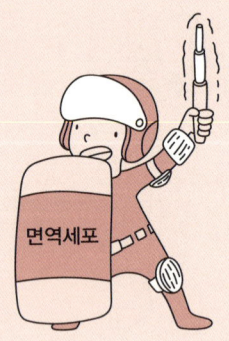

글루타나제는 손상된 조직을 고치기 위해서 분비되는 효소인데 염증이 있는 소장이나 인체 다른 조직에서 손상된 세포가 트랜스글루타미나제를 분비할 때는, 주변 조직을 치유하기보다는 항체가 만들어지면서 그 지역을 면역세포의 타깃으로 만들어버린다. 중요한 것은 트랜스글루타미제에 대한 항체가 만들어지면 인체 내의 모든 세포들과 장기들은 잠재적 공격대상이 된다. 한 번이라도 글루텐이 장벽을 통해 들어오게 되면 장에 거주하는 면역세포가 그에 대항할 항체를 만들게 된다. 따라서 장누수를 막으면, 대부분의 자가면역질환의 고통에서 벗어날 수 있게 된다.

자가면역질환의 근원은 같다. 우리 면역시스템이 침입자를 공격하는 것이 아니라 우리 몸인 세포와 조직 및 단백질을 공격하여 발생한다는 것이다. 어떤 단백질, 세포, 조직이 공격당하는가에 따라 자가면역질환과 증상이 결정된다. 하시모토 갑상선저하증은 갑상선샘이 공격받는 것이고, 류마티스관절염은 관절조직이 공격받는 것이다. 건선은 피부세포를 만드는 세포가 공격받는 것으로, 그 근원은 모두 같다고 볼 수 있다.

자가면역질환 중 하나인 갑상선은 일반인에게 암으로 잘 알려져 있는 기관이지만, 최근 갑상선기능항진증이나 갑상선기능저하증을 앓는 일반인도 점차 늘고 있다. 갑상선기능항진증이나 갑상선기능저하증의 모든 예에서 자가면역반응이 관찰되는 것은 아니지만, 가장 잘 알려진 그레이브스병(Graves' disease)과 하시모토 갑상선염(Hashimoto's thyroiditis)의 경우 자가면역에 의한 질환이라고 잘 알려져 있다. 전자인 그레이브스병은 갑상선기능항진증을 일으키며, 후자인 하시모토 갑상선염은 갑상선기능저하증의 원인이 된다.

류머티즘성관절염도 역시 흔한 자가면역질환으로 40대에서 60대 여성에게서 자주 발견된다. 주요 증상은 관절의 만성 염증이며, 이로 인한 통증, 뻣뻣함, 관절 변형 등이 일어난다. 당뇨1형도 자가면역질환으로, 인슐린을 생산하는 췌장세포가 자가항체에 의해 공격받아 인슐린을 생산하기 어렵게 되어 발생하는 질환이다.

장누수가 알레르기질환을 만든다

환절기가 되면 이비인후과뿐 아니라 한의원에도 사람들로 붐빈다. 부쩍 심해진 콧물과 재채기 때문이다. 그런데 과거에 비해 요즘은 꼭 환절기뿐 아니어도 비염으로 고생하는 사람들이 많아졌다. 필자는 여러 분야 중에서도 특히 비염 치료에 대해 굉장히 많은 연구와 치료를 해왔다. 비염은 단순히 이비인후과적인 질병이 아닌 알레르기성 질환으로, 이것 또한 장누수와 굉장히 밀접한 영향이 있다. 이번 장에서는 비염과 마찬가지로 장누수로 인해 발생하는 알레르기성 질환에 대해 이야기를 해볼까 한다. 예전보다 훨씬 심각한 증상으로 나타나는 아토피나 천식 등도 모두 여기에 속한다.

올해 10세, 14세가 된 형민이, 형철이 형제는 둘 다 비염 때문에 무척 고생을 하고 있었다. 다행이 장누수가 원인이라는 내 말을 처음부터 잘 듣고 장기간 치료를 한 끝에 거의 완치가 되었지만, 처음 나를 찾아왔을 때 이 두 친구는 매우 힘겨운 상태였다. 코로 숨을 잘 쉬지 못해서 입으로만 계속 숨을 쉬다 보니 입 안이 말랐고, 집중력도 현저히 떨어진 상태였다. 최근에는 성적도 조금씩 떨어져서 부모님의 걱정이 이만저만이 아니었다. 10세밖에 안 된 아들이 재채기와 콧물, 코막힘 때문에 힘겨워하는 것을 보는 부모 마음은 무엇이라도 해서 낫게 해주고 싶었을 것이다.

장에 누수가 발생하면 장벽을 통해 들어온 음식, 영양소, 음식첨가제, 먼지 등 인체에 해를 끼치지 않는 물질들을 모두 침입자로 간주해, 인체 곳곳에서 면역반응이 일어나면서 알레르기질환이 나타난

음식 알레르기와 장누수 그리고 염증

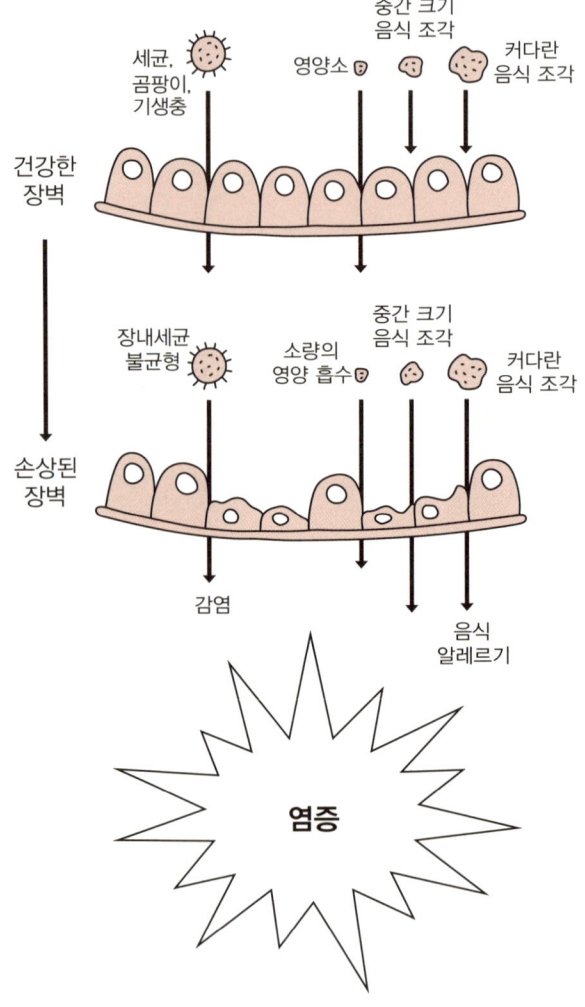

다. 그 위치가 코라면 비염, 피부라면 아토피, 호흡기라면 천식이 발생한다. 면역세포에서 분비하는 화학물질에 의해서 먼저 가려움, 코막힘, 호흡곤란 등의 증상이 나타나고 이어서 면역세포들이 관여하면서 염증들이 나타나게 된다.

알레르기가 발생하면 입이 얼얼하고 열이 나며 입술, 얼굴, 혀에 부종이 나타나고 호흡하기가 어렵고, 어지러움, 실신 등의 증상을 보

음식 알레르기와 음식 불내증 비교

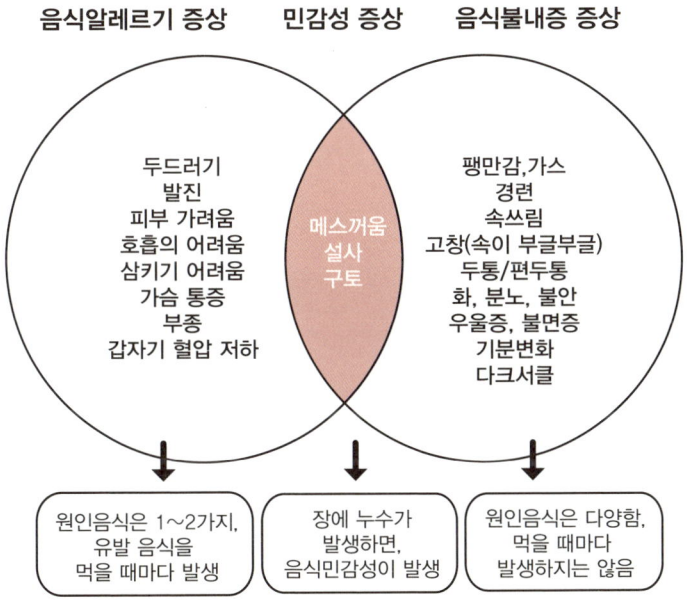

인다. 또한 메스꺼움, 구토, 경련, 설사 등도 나타날 수 있다

　장에 누수가 발생하면 음식민감성이 발생하는데, 이로 인해 발생하는 알레르기는 크게 두 가지로 나누어 설명할 수 있다. 먼저, 음식민감성으로 인해 몸 안으로 들어온 음식을 침입자로 판단하여 면역시스템이 관여하는 음식알레르기, 그리고 몸 안에 소화효소가 없어 소화기능의 장애로 인해 발생되는 음식불내증으로 나눌 수 있다.

99% 음식 알레르기를 유발하는 8가지 음식

1. 밀, 보리, 글루텐이 들어 있는 모든 음식
2. 콩
3. 생선
4. 새우
5. 계란
6. 유제품
7. 땅콩
8. 견과류

밀, 우유, 계란, 콩은 어린 시절에 주로 반응을 보이지만 땅콩, 견과류, 생선, 새우는 평생 알레르기를 일으킬 수 있다. 최근 발표에 의하면 음식알레르기는 성인은 4%, 어린이는 8%에서 증상을 보인다고 한다.

꽃가루는 어떻게 재채기나 호흡곤란을 일으킬까

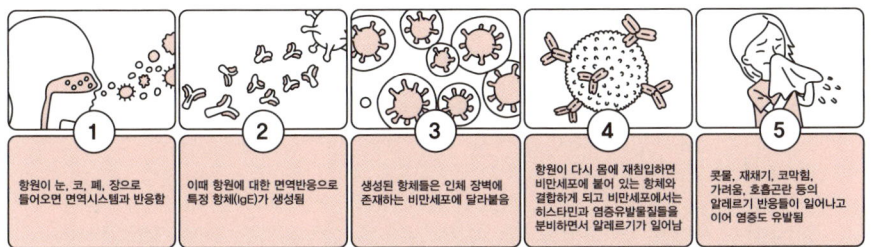

장누수와 알레르기의 악순환 고리를 끊어야 한다

장누수가 알레르기를 만들지만 알레르기도 장누수를 만든다. 장에 서식하는 면역세포인 비만세포*가 스트레스 등의 자극을 받으면 화학물질 중 하나인 단백질분해 효소를 분비한다. 이 단백질분해 효소가 장세포 간 결합을 분해하면 장누수를 유발하게 된다. 이러한 악순환을 막기 위해서는 음식알레르기가 있는 경우 장벽을 튼튼하게 만들고 평소에 장을 건강하게 유지하는 것이 매우 중요하다. 알레르기

---

* 비만 세포는 소화기관인 위와 장, 호흡기관인 코와 기도 등 인체가 외부와 접촉이 빈번한 장기에 존재하면서 인체의 1차 방어역할을 하는 면역세포 중 하나이다. 비만 세포는 알레르기의 주요인이 되는 면역세포로 신경전달물질인 히스타민(Histamine)을 분비하여 알레르기 반응을 유발시킨다.

는 음식항원에 대한 면역시스템의 과잉반응이다. 쉽게 말해 밖에서 우리의 몸 안으로 침범한 나쁜 세균들을 몰아내고 죽여야 할 면역 체계가 우리가 섭취한 음식물을 처치하려 든다는 의미다. 장이 면역력의 70%를 좌우하는 만큼 면역시스템의 균형을 유지하는 데에도 매우 중요한 역할을 한다.

면역시스템의 불균형은 두 가지 경우가 있는데, 첫 번째 경우는 면역시스템의 기능이 저하된 상태로 이때 감염성질환과 암에 걸리기 쉽다. 두 번째 경우는 면역시스템의 기능이 과잉된 상태로 알레르기와 자가면역질환이 발생된다. 즉 알레르기는 면역 균형이 무너진 상태로 장에서 과잉된 상태의 면역반응이 일어나고 있다는 의미와 같다.

장누수와 음식 알레르기 간에는 매우 강한 연관성이 있어서 알레르기를 유발하는 음식에 노출이 많을수록 장벽에 대한 자극은 증가하면서 장누수 위험성은 커진다. 장누수가 치료되지 않고 지속 되면 지속될수록 향후 더 많은 음식에 대한 알레르기를 만들 가능성도 높아진다. 장누수가 있는 사람은 다른 사람들보다 음식에 대한 반응이 더 민감하다. 알레르기의 근본 원인으로 장누수를 본다면 좀 더 치료에 가까운 근본적 해결책도 나올 수 있다.

장누수가 만성피로와 섬유근육통^(만성통증)을 만든다

"늘 피곤하다."고 말하는 사람들 중에는 정말 잠을 푹 자지 못하고 에너지가 고갈되어서 그런 경우가 있는가 하면, 아무리 잠을 많이 자고 쉬어도 그 피로가 사라지지 않는 경우가 있다. 이 둘은 비슷해 보이지만 실제로 앓고 있는 질환은 엄연히 다르다. 하지만 중요한 것은 이 둘을 일으키는 공통된 원인이 장누수라는 사실이다.

만성피로와 섬유근육통은 피로와 통증이 주된 증상이라는 점에서 매우 비슷하다. 세부적인 증상을 약간씩 다른데 먼저 만성피로증후군에 시달리는 사람은 주로 지속적인 탈진을 겪게 된다. 그리고 집중력, 기억력이 감퇴하며 수면에 어려움을 겪는다. 우울증이 나타나거나 관절통, 림프 통증(목, 겨드랑이)을 느끼게 된다. 섬유근육통은 주로 근골격계의 통증이 나타나며 피로감을 느끼고 인지장애, 우울증, 불안증, 두통, 감각장애 등이 나타난다. 이 둘의 증상을 가만히 보면 갑상선기능저하증과도 그 증세가 겹치는 걸 볼 수 있다. 갑상선기능저하증이 생기면 모발이 가늘어지거나 피부가 건조해지고 변비가 생기면서 부종 및 체액정체를 겪게 된다. 또 우울증이 생기고 생리불순이 온다.

양방적인 개념으로는 이 두 질환의 원인에 대해 명확하게 진단할 수 없다. '치료법이 명확하지 않다.'라는 말은 곧 제대로 된 치료법이 없다는 말과도 같다. 만성피로와 섬유근육통은 정확한 원인을 알지 못하면서, 뚜렷한 치료법이 없어 많은 사람들이 힘들어 하는 질병 중 하나다. 이번 장에서 우리는 장누수가 어떻게 이 두 질병을 만들어내는지에 대해 보면서, 그동안 만성피로와 섬유근육통으로 고통받아온 이들에게 그 문제의 실마리를 붙잡는 시간이 되었으면 한다.

몸이 무겁고 머리를 흐리게 만드는 만성피로증후군

"잠을 많이 못 자서 피곤했나 싶어 주말 내내 잠을 자보기도 하고, 여행을 가서 널브러져 있었는데도 피곤기가 가시질 않습니다. 잠이 깊이 드는 것 같지도 않고요. 너무 피곤하면 도리어 잠을 못 잔다더니 그래서 그런 걸까요? 그런데 딱히 왜 이렇게 피곤한지도 잘 모르겠어요. 뭐라고 설명하긴 힘들지만, 개운해지지 않는 몸 상태 때문에 이제 일상생활에도 심각한 장애가 생긴 것 같아요."

42세 정인 씨는 단순히 피로라고 생각했던 문제가 심각해져 일상생활까지 영향을 미친 경우다. 만성피로증후군은 피로가 주된 증상인 반면 섬유근육통은 통증이 주된 증상이라고 할 수 있다. 하지만 이 둘 사이에는 서로 겹치는 증상들이 많기 때문에 구별이 쉽지 않다. 가장 중요한 구별점은 섬유근육통의 경우 충분한 수면을 취함에도 불구하고 피로가 회복되지 않는다는 것이고, 만성피로증후군은 충분한 수면을 취하기가 쉽지 않다는 것이다.

병원에 가서 여러 가지 검사도 해보지만 특별한 병명이 나오지 않고, 이렇게 원인 모를 피로 때문에 일상생활에 지장이 생겨서 정인 씨처럼 6개월 이상 고생을 하는 사람들이 적지 않은데, 이런 경우를 우리는 '만성피로'라고 한다. 피로와 무력감이 심해서 잠을 편하게 못잘 뿐만 아니라 불안과 우울증세가 동반되기도 한다. 이런 사람들과 상담을 해보면 주로 다음과 같은 증상에 대해 토로한다.

"너무 피곤하니까 이젠 몸과 마음이 다 힘들어요."
"몸이 축 처지고 무거워요."
"몸에 기운이 하나도 없는 것 같아요. 기가 다 빠져나간 것처럼요."
"약을 먹은 것처럼 혼미하고 정신이 맑지 못해요."

이 모든 것이 만성피로를 호소하는 사람들의 일반적인 증상이다. 간단한 일도 또렷하게 처리하기가 쉽지 않고, 일상적인 활동조차 힘이 들거나 집중력이 심각하게 떨어지는 등 다양한 인지기능 장애를 호소한다. 정신적 기능의 저하, 일상생활에서의 기능장애, 수면 장애, 회피 행동, 집중력 장애 등의 문제들이 바로 그것이다. 이처럼 만성피로 증후군 환자들은 건강과 관련된 삶의 질적 영역에서 여러모로 어려움을 겪는다.

만성피로증후군을 앓는 사람들은 주로 지속되는 피로와 함께 통증, 인지장애, 근육통, 기억장애, 집중장애, 소화기증상, 두통, 관절통을 동반한다. 어지러움, 울렁거림, 식욕장애, 식은땀 등의 증상을 호소하기도 한다. 때때로 우울증과 같은 정신과적 질환도 나타나는데, 이런 경우 휴식을 취해도 좀처럼 나아지지 않는다. 또 예민하고 쉽게 화를 낸다든가, 갑자기 어지러워 실신을 한다든가, 완벽주의자적 성격을 보이기 쉬우며, 좌절감과 공포감, 강박적 행동이 나타나기도 한다. 또 위장관계에 관련된 증상이 자주 나타나는데, 명치부위가 뻐근하거나 긁는 것 같은 불편함을 쉽게 느끼며 설사와 변비가 반복되거나 밥맛이 떨어지고, 배가 더부룩하거나 소화가 안 되는 느낌을 갖는다. 비뇨생식기계 증상으로는 밤에 소변을 보는 것과 생리 전 긴장감이나 월경통 등이 있다. 심장혈관계로는 두근거림, 빈맥이나 서맥이 나타날 수 있다.

근육골격계에 나타날 수 있는 증상은 흉쇄유돌근과 승모근의 긴

장과 통증, 요통 등이며 뇌신경계 계통으로는 두통이나 현훈, 이명 등이 생길 수 있다. 그 외 음식이나 약물에 알레르기 반응이 잘 생기며, 술에 약해지고, 짠 음식이나 단 음식을 갈구하는 현상이 나타나기도 한다.

장누수로 인해 장 속에 오랜 기간 존재했던 발효, 부패한 독소들이 몸 안으로 유입되면서 시간이 흐를수록 우리 몸에는 독소로 가득 차게 된다. 이 독소들은 몸 안에서 염증을 가중시켜 호르몬 불균형과 대사장애를 유발한다. 뿐만 아니라 에너지를 만드는 세포 내 발전소인 미토콘드리아를 지속적으로 손상시켜 몸이 늘 에너지가 부족한 상태가 된다. 우리가 아무리 잘 먹고 잘 쉬어도 장누수가 있다면 늘 피로함을 느낄 수밖에 없다. 만성피로증후군을 앓는 사람 중 잠을 깊이 이루지 못한다고 말하는 사람도 많다. 이는 장누수로 인한 염증이 뇌 염증을 유발시키거나 장내세균 불균형으로 인한 신경전달물질(세로토닌) 생산 저하가 호르몬인 멜라토닌 생산을 저하시켰기 때문이다.

나는 만성피로증후군일까?

아래 증상 중 자신에게 나타나는 증상에 ○, ×로 답해보자.

증상	O/×
기억력 혹은 집중력 장애	
인후통	
경부 혹은 액와부(겨드랑이 부분) 림프선 압통	
근육통	
다발성 관절통	
두통	
잠을 자도 상쾌한 느낌이 없음	
운동(혹은 힘들여 일을 하고 난) 후 나타나는 심한 권태감	
복통, 흉통	
식욕 부진	
오심	
심한 식은땀, 어지럼증	
만성적인 기침	
설사, 입마름	
이명	

호흡 곤란	
체중 감소, 따끔거림	
심리적인 문제(우울, 불안, 공황장애 등)	
턱의 통증	

주 진단(4종 모두 해당)

1. 검사상 원인이 밝혀지지 않는 6개월 이상 지속되는 피로감
2. 과로하지 않는데도 피로감이 발생
3. 휴식에 의해 개선되지 않는 피로감
4. 사회적, 직업적, 교육적, 개인적 활동의 감소

부진단 기준(다음 중 4개 이상 해당)

1. 기억력과 집중력의 저하
2. 인후통증
3. 경부와 액와부의 임파선 종통
4. 근육통증
5. 염증 소견이 없는 다발성 관절통
6. 두통(피로와 더불어 새로 생긴 두통)
7. 개운치 못한 수면
8. 운동, 피로 후 24시간 이상 지속되는 권태감

만성피로증후군은 장누수에 다른 여러 요인들이 더해져 복합적으로 작용한다고 볼 수 있는데, 가장 먼저 생각되는 요인은 바로 성격과 생활습관이다. 신경질적인 성격이나 내성적인 사람, 어린 시절에 비활동적이었거나 감염증을 앓은 뒤 활동을 적게 한 사람이 어른이 되면 만성피로증후군에 걸리기 쉽다. 또 급성으로 오는 신체적 혹은 정신적 스트레스가 이 질환을 촉발시킬 가능성이 있으며, 만성피로증후군 환자의 75%가 감기나 인플루엔자, 감염성 같은 감염질환을 겪은 것으로 나타났다. 또한 심각한 상처, 수술, 임신, 노동과 같은 신체적 스트레스에 의해서 유발되기도 한다. 사랑하는 사람을 잃거나 미래에 대한 불안, 경제적 어려움 등의 정신적 스트레스도 이 질환의 시작과 연관이 있다고 볼 수 있다. 최근 연구에 의하면 음식민감성이 새로운 원인으로 떠오르고 있다. 소화장애로 인해 덜 소화된 음식 조각들이 장누수를 통해 몸 안으로 유입되어 발생되는 염증을 만성피로의 원인으로 볼 수 있다는 것이다.

원인 모를 다양한 통증으로 삶의 질을 떨어뜨리는 섬유근육통

2008년 Chris Kresser L.Ac 연구보고서에 의하면 '장 미생물 변화는 섬유근육통과 매우 밀접한 관련이 있다'고 하며, 또한 미국 로

스앤젤레스에 있는 한 메디컬 센터는 연구결과를 통해 '섬유근육통 환자의 100%가 소장내 세균과다증식(SIBO) 상태였다'고 발표하기도 했다.

"여기저기 쿡쿡 쑤시고 아픈 통에 잠을 제대로 자지 못합니다. 처음엔 그러다 말겠지 싶어 그냥 두었는데, 이젠 노이로제가 걸릴 지경이에요. 파스를 붙여도 안 되고, 물리치료를 받아도 낫지 않습니다. 너무 괴로워요."

55세 필구 씨처럼 어깨근육통, 옆구리근육통, 요통 등으로 고통받는 환자들이 괴로움을 견디다 못해 한의원을 찾아오는 경우가 매우 많다. 그런데 놀라운 사실은 이렇게 섬유근육통을 앓고 있는 환자들을 진료해보면 대부분이 소장내 세균과다증식(SIBO) 상태라는 것이다. 소장내 세균과다증식(SIBO)으로 인해 과다 증식된 유해균들이 독소들을 내뿜게 되면 몸 곳곳에서 통증이 유발된다. 특히 이 독소들 중 곰팡이 독소는 신경독소 물질이다. 섬유근육통 환자와 만성피로증후군 환자의 소변에서 적어도 한 개 이상의 신경독소가 발견된 것을 보면 알 수 있다. 또 이들 중 30%의 환자들에게서는 두 개 이상의 곰팡이독소가 발견되었다. 이런 사람들은 집 또는 직장에서 고농도의 곰팡이에 노출되었다고 볼 수 있다. 지하 등의 습한 환경에서 오랫동안 일하거나 거주하고 있다면 섬유근육통에 걸릴 가능성이 높다.

- 세균 독소: LPS

염증 유발, 미토콘트리아/근육 손상, 통증 과민화 증가

- 세균 대사산물: D-젖산

신경독소/대사산물 독소, 피로 원인, 근육통증/인지장애

- 세균 대사산물: H2S

신경독소/대사산물 독소, 피로 원인, 근육통증/인지장애

- 세균 대사산물: 트립토판 분해효소

트립토판 결핍, 세로토닌 결핍 → 탄수화물 갈망

멜라토닌 결핍 → 미토 손상, 수면장애, 근육피로, 산화스트레스

또, 섬유근육통을 앓는 사람들은 몸에 중금속이 쌓였을 수 있다. 주로 수은이나 알루미늄, 납, 치과 치료 시 사용되는 아말감, 페인트

나 립스틱에 들어 있는 납, 알루미늄 캔, 알루미늄 주방용품내의 알루미늄 등 일상 속에서 매우 쉽게 접할 수 있는 중금속들이 그 원인이 된다. 물론, 우리 몸이 정상적인 상태에 있을 때에는 이러한 중금속을 몸속으로 받아들이지 않고 해독한 후 밖으로 배출한다. 그러나 장누수 상태에서는 배출하지 못하고 체내에 쌓음으로써 누적이 되어 문제를 일으킬 가능성이 높아진다. 중금속을 해독하려면 아연이 필요한데 장누수가 발생한 경우 아연이 흡수되지 않아 중금속을 해독할 수 없기 때문이다.

몸이 건강한 경우라면 몸 안의 해독기관인 간에서 침투한 독소들을 무해한 물질로 변환시켜 소변이나 대변을 통해서 몸 밖으로 배출하겠지만, 독소배출 기관인 장, 간, 신장에 기능 이상이 생겨 우리 몸 안으로 들어온 독소들을 제대로 배출하지 못하게 되면, 독소들은 인체 내 장기에 저장되어 각종 질병을 유발하는데 그중 하나가 바로 섬유근육통인 것이다. 특히 결합조직인 근육, 인대, 힘줄, 피부 진피층 등에 독소들이 축적되면 그곳에 염증이 생겨 만성 통증이 유발되는데, 이 모든 것이 장누수로 인해 빠져나온 독소들이 원인이 되어 발생하는 통증이므로 장 건강을 회복하는 것이 통증치료의 핵심이다.

미토콘드리아는 우리 몸에 필요한 에너지를 만드는 공장!

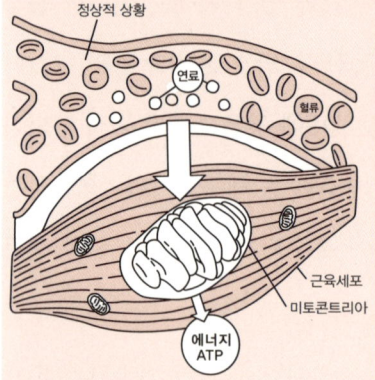
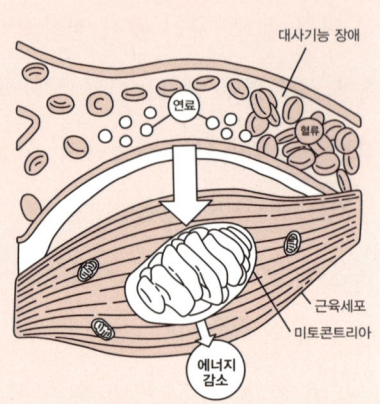

만성피로증후군과 섬유근육통은 모두 우리가 피로감을 느낌으로써 나타나는 질환인데, 이는 우리 몸의 세포 내에 있는 미토콘드리아와 관련이 있다. 미토콘드리아는 우리 몸에 필요한 에너지를 만드는 공장으로, 우리가 많이 사용하는 장기에 포진되어 있다. 우리가 피로감을 느낀다는 것은 내가 써야 하는 에너지가 내 몸이 만드는 에너지보다 많기 때문인데, 에너지가 부족하다는 것은 미토콘드리아가 기능장애를 일으켰다는 의미가 된다. 그 이유는 산화스트레스가 우리 몸에 염증을 일으켜 미토콘드리아에 손상을 주었기 때문이다.

활성산소는 우리 몸 안에서 만들어지는 독소로, 인간의 DNA 속에는 이미 이에 대한 항산화제를 만드는 시스템이 있다. 그러나 이러한 시스템이 과부하가 걸릴 만큼 활성산소가 많아질 경우 우리 몸은 산화스트레스를 받게 된다. 이는 곧 염증을 통해 미토콘드리아가 공격을 받고 기능장애가 생겼다는 뜻이다.

> 따라서 장누수 등 각종 원인을 통해 몸 안에 독소가 늘어나면 우리는 피로감을 느끼며, 만성피로증후군과 섬유근육통이 생길 가능성이 매우 높아진다.

장누수가 비만을 만든다

해마다 여름 시즌이나 연초에 서점에 가보면 다이어트 책들이 넘쳐난다. 불과 몇 십 년 전만 해도 먹을 것이 없어서 많은 사람들이 힘겨워했는데, 이제는 오히려 돈을 들여 덜 먹고 돈을 들여서 살을 빼기 위해 노력한다. 산업의 패러다임이 '다이어트'라는 커다란 흐름에 따라 변화해온 것만 보아도 이를 잘 알 수 있다. 비만으로 인해 생겨나는 수많은 정신적, 신체적 문제들을 치료하기 위한 프로그램과 치료법들, 그리고 날씬한 몸을 유지하기 위해서 먹고, 마시고, 입고, 활용할 수 있는 수많은 상품들이 쏟아져 나오고 있다. 살을 뺀다는 것은 이제 단순히 예뻐지겠다는 목적을 넘어 각종 질병을 막기 위한 중요한 문제로 자리 잡은 것이다.

종종 비만에 대한 다양한 연구 자료와 치료 방법을 담은 사례들을

장누수가 비만과 대사증후군을 만든다

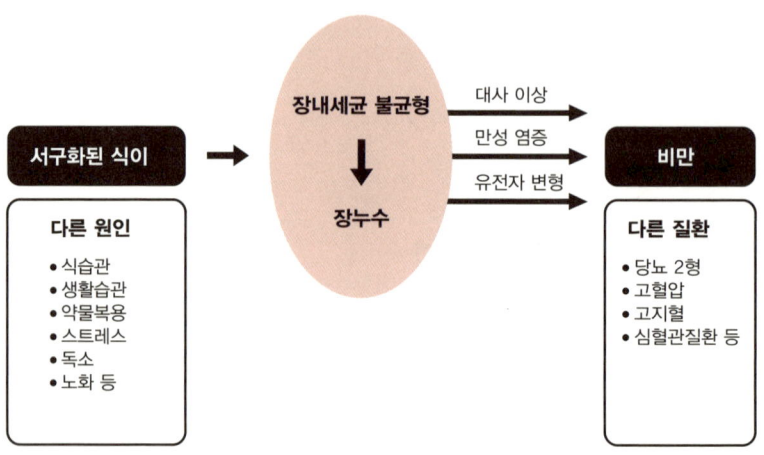

접하게 된다. 나 또한 현대인의 고민거리인 비만을 치료하기 위해 다양한 각도에서 연구를 거듭하고 있다. 먼저 얘기해둘 사실은 비만이 단순히 굶거나 섭취하는 칼로리의 양을 줄이거나 무작정 운동을 한다고 해서 나아질 수 있는 게 아니라는 것이다. 이는 비만이 다양한 원인으로부터 오는 질병이기 때문이다.

비만에 접근하는 방법은 다양하지만, 수많은 사람들이 요요와 각종 부작용으로 다이어트에 실패하는 이유를 보면 많은 사람들이 비만을 일으키는 근원적인 원인에 접근하지 못하기 때문이라는 생각이 든다. 향후 '비만'을 주제로 그 원인과 치료에 대한 깊이 있는 이야기를 해보기로 하고, 이번 책에서는 핵심적인 부분만 짚고 넘어가려고 한다. 장누수가 비만을 유발하는 과정을 잘 이해한다면, 결코 실패하지 않는 다이어트를 할 수 있게 될 것이다.

장누수는 어떻게 비만을 만드는가

장누수는 다음 세 가지 원인으로 인해 비만을 만들어낸다.

첫째, 독소과다
둘째, 전신성 염증
셋째, 장내세균 불균형

장누수로 인해 비만이 일어나는 과정

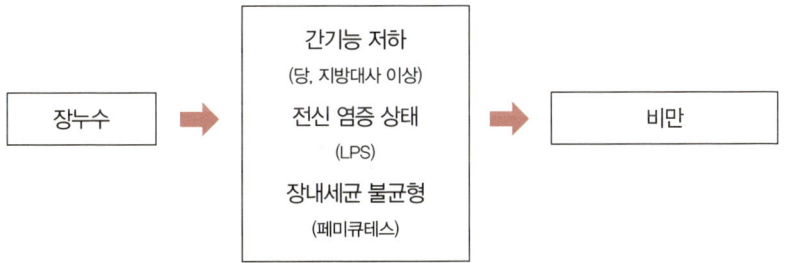

많이 먹거나, 운동량이 부족하거나, 혹은 많이 먹고 운동을 하지 않아서 살이 찐다고 이야기한다. 그래서 '좀 덜 먹어야지.' '운동 좀 해야지.' 하는 것을 살을 빼기 위한 방법으로 가장 먼저 생각한다. 하지만 종종 이렇게 호소하는 사람도 있다.

"저 정말 많이 안 먹거든요? 항상 새 모이만큼 먹고 웬만하면 걸어 다니려고 얼마나 노력하는데요! 정말 억울해요!"

평소에 많이 먹지도 않고 식이조절도 잘 하는데 살이 찐다면 어떨까. 이는 바로 장누수로 인해 비만이 생기는 경우로, 장 건강에 이상이 생겼다는 신호라고 봐야 한다. 장누수로 인해 앞의 세 가지 문제가 발생하면 우리의 몸은 결코 살이 빠질 수 없는 환경이 되어버리기 때문이다. 그러니 지금껏 그토록 다이어트를 위해 노력해도 잘 안 되었을 수밖에. 자, 이제 남아 있는 궁금증을 해결하기 위해 이 세 가지에 대해 좀 더 구체적으로 살펴보자.

독소과다는 비만과 요요 현상의 악순환을 만든다

"저는 원래 무얼 먹든 소화가 잘 되는 사람이었습니다. 먹고 나면 바로 소화가 되어서 남들에 비해 많이 먹어도 살이 안 찌는 체질이라고 생각했거든요. 그런데 학교 때문에 지방으로 가게 되고, 자취를 하면서 갑자기 살이 찌기 시작하더니 이제는 물만 먹어도 찌는 체질로 바뀐 것 같아요. 사실, 인스턴트나 가공식품이 몸에 안 좋은 건 잘 알고 있습니다. 하지만 혼자서 지내다 보니 집에서 꼬박꼬박 밥 챙겨 먹기가 참 귀찮더라고요. 그래서 조금씩 사서 먹다 보니 하루 한 끼 이상은 꼭 햄버거에 콜라를 먹었던 것 같아요. 어머니가 워낙 자연주의를 추구하셔서 집에 있을 때는 항상 신선한 재료로 밥을 먹었고, 심지어 샴푸나 세제, 화장품 같은 것도 천연으로 된 것을 사용했어요. 그러고 보니 지난 몇 년 동안 제 삶의 환경이 엄청나게 바뀐 것 같네요. 그렇다고 그게 비만과 연관이 있을까요? 단순히 햄버거를 많이 먹어서 살이 찐 걸까요?"

살을 빼고 싶다면 살이 잘 빠지는 환경을 먼저 만드는 것이 중요하다. 우리 몸에 독소가 많이 쌓인 상태에서는 어떤 방법으로도 쉽게 살이 잘 빠지지 않는다. 종종 수분을 빠지게 해서 몸무게만 줄어들게 해놓고는 효과 좋은 다이어트 약이라고 파는 걸 보게 되는데, 그런 방법으로는 다이어트의 최대 숙적인 '요요'가 기다리고 있을 뿐이다. 건강한 다이어트를 하고 싶다면 살이 잘 빠질 수 있는 몸, 즉 독소가 없는 몸을 먼저 만들어야 한다.

몸에 독소가 많이 쌓인다는 것은 두 가지 경우를 생각해볼 수 있다. 우리 몸이 독소에 많이 노출되어 있거나, 몸에서 빠져나가야 할 독소가 해독장기의 기능저하로 인해 배출되지 못하고 있는 경우다. 현대인들이 어느 정도 독소에 노출되는 것은 불가피한 상황이지만 장누수까지 발생한 경우라면 장은 영양 공급처가 아니라 독소 공급처로 돌변하게 된다. 우리 몸은 독소로부터 몸을 보호하기 위해 인체의 방어기전에 의해 독소를 지방에 저장하는데, 독소가 많아질수록 이 지방창고의 사이즈가 점점 커지게 된다.

지방이 커진다는 것은 곧 복부비만 등으로 몸의 곳곳에서 비만이 일어나는 것을 의미한다. 비만을 잡기 위해서 해독을 병행해야 하는

독소가 비만을 만드는 과정

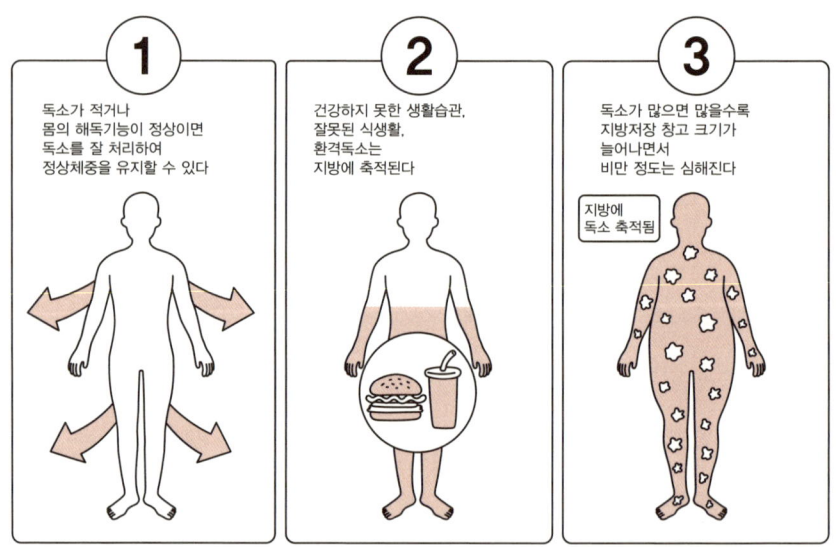

이유가 바로 이 때문이다. 해독을 하지 않고 굶거나 식단을 조절하는 식으로 무작정 다이어트를 하게 되면 독소들이 몸 안에 쌓이기만 할 뿐 몸 밖으로는 배출되지 못한다. 우리 몸은 제거되지 않은 독소들을 지방이라는 창고에 다시 저장을 함으로써 요요현상으로 이어지는 것이다. 이것이 실패하는 다이어트의 전형적인 모습이다.

진정한 다이어트 성공은 장의 염증을 잡는 데서 시작된다

"저는 프로그래머입니다. 회사에서 밤을 새는 일이 다반사이고, 같은 일을 반복하다 보니 스트레스 지수가 엄청 높은 편이죠. 이쪽 일을 하는 사람들은 대부분 그래요. 좀 예민해질 때면 단 걸 먹으라고 해서 도넛이나 초콜릿을 먹게 됐고, 커피에도 시럽을 듬뿍 넣어서 먹었는데 그럴 땐 정말 기분이 좀 나아지는 느낌이 들더군요. 사실 며칠 동안 밤을 새어 프로젝트를 끝내고 나서 당연하다는 듯 팀원들과 모여 술을 마셨어요. 며칠 동안 스트레스가 많이 쌓이다 보니 그런 자리에서 푸는 거죠. 술은 좀 많이 마시는 편이에요. 소주 2~3병에 맥주랑 같이 마실 때도 많이 있고요. 꼭 회식 자리가 아니어도 스트레스를 풀기 위해 습관적으로 알코올 섭취를 할 때가 잦습니다."

현대인의 식습관을 살펴보면 고혈당, 고지방식이가 생활화되어 있다는 것을 알 수 있다. 스트레스를 해소하기 위해 단 음식을 입에 달고 살거나 고기를 즐겨 먹으면 영양의 균형이 무너지고 장내세균에도 불균형이 생겨 비만과 전신성 염증을 유발하기 쉽다. 장내세균 불균형이 되면 죽은 세균의 조각인 LPS 독소가 다량으로 만들어지고, 이 LPS가 장누수로 인해 몸 안으로 들어오게 되면 인체는 과도한 면역반응을 보이면서 전신성 염증 상태를 만든다. 이 염증으로 인해 인슐린 저항성과 렙틴저항성이 나타나고, 대사기능에도 문제를 가져와 비만이 유발되는 것이다. 지방세포는 칼로리 저장장소를 넘어 호르몬을 분비하는 내분비기관으로 작동한다. 지방세포에서 생산하며 관리하는 호르몬의 대표적인 것이 렙틴인데, 렙틴은 식욕을 조절하는 역할을 한다. 그런데 지방에서 호르몬 분비 장애가 일어나고 염증 유발물질들이 몸 안으로 들어오면 우리 몸은 복부비만을 넘어 2형당뇨, 고혈압, 고지혈, 심혈관 질환 등의 대사증후군뿐만 아니라 여성질환, 뇌질환까지 발생하는 것이다. 그래서 비만을 일컬어 '염증질환'이라고도 한다.

비만이 전신에서 미세염증을 만들기도 하지만, 반대로 장누수에서 발생된 염증이 비만을 만들기도 한다. 그래서 다이어트를 하려면 식이조절과 운동을 하기 전에 내 몸의 염증상태를 파악하는 것이 중요하다. 미세염증은 혈액검사를 통해서도 잘 나타나지 않기 때문에 호르몬, 펩티드 등 정밀한 검사가 필요하다. 많은 사람들이 살을 빼기 위해 다양한 방법으로 접근하지만, 무엇보다 장의 건강상태를 파악하고 장을 건강하게 만들고 난 후 다이어트 프로그램을 적용해야 실패하지 않을 수 있다.

장누수가 대사장애를 일으키는 과정

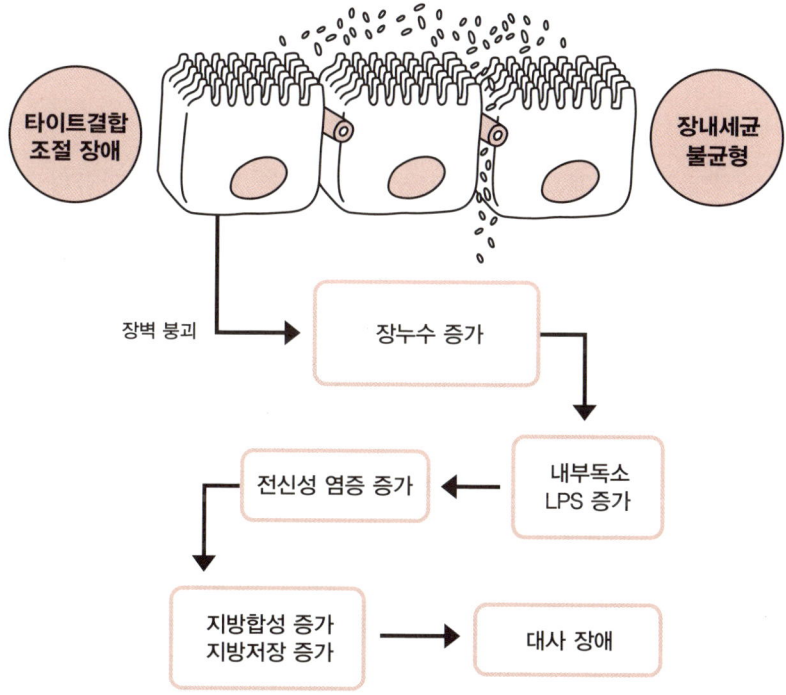

장내세균 불균형을 잡아 몸의 시스템을 재정비해야 비만을 잡을 수 있다

"제가 평소 소화불량이 좀 있었어요. 밤늦게 야식을 먹는 습관이 있어서 그런 것 같기도 하고요. 병원에 갔더니 역류성식도염이라고 해서 약을 지어왔습니다. 처음엔 목에 이물감은 좀 사라져서 좋기에 약을 계속 먹었는데 어째 더 심해진 느낌이에요. 게다가 소화는 잘 안 되는데 식욕은 사라지지 않아서 자꾸 군것질을 하다 보니 몇 달 사이에 벌써 5kg 이상 살이 쪘습니다. 속은 편하지 않고 살은 계속 찌고…… 약은 먹어도 낫지 않고. 정말 몸이 엉망이 된 것만 같아요."

체중조절에 실패하면 단순히 몸만 망가지는 게 아니라 마음의 병도 함께 얻게 된다. 배가 고프지 않는데도 계속 먹게 되는 것은 장누수로 인해 일어나는 현상이므로 장을 고치면 나아질 수 있다. 즉 우리 몸의 식욕을 조절하는 시스템이 무너지면서 식욕을 억제하지 못하고 습관적으로 먹게 되어 비만으로 이어지는 것이다. 그렇다면 왜 그 시스템이 무너지게 되는 걸까?

앞서 장누수를 일으키는 가장 큰 원인 중 하나가 바로 장내세균 불균형이라고 이야기했다. 올바른 식이와 꾸준하게 운동을 하는데도 살이 빠지지 않는 경우, 그 해답은 장에 있다. 아무리 좋은 것이라도 과하면 반대로 인체에 안 좋은 영향을 줄 수 있는데 비만이 그 좋은 예다. 장을 건강하게 만드는, 인체에 유익한 균이라도 정상범위를 넘어서서 20% 이상 과다 증식하게 되면 이는 비만을 유발한다. 장내세균 균형이 잘 이루어지면 세균 대사산물(단쇄포화지방산)로 인해 식욕은 억제되고 혈당조절과 지방조절이 원활해지면서 살이 빠지는 데 기여한다. 하지만 이 균형이 무너지게 되면 반대로 우리 몸은 비만으로 유도된다.

장내세균의 구성이 변하면서 미세한 염증 반응은 계속적으로 일어나고, 장세포와 면역세포에 있는 세균 감지 수용체(TLR)는 바이러스, 세균, 진균 등 종류별로 그 구조의 특성을 판별하고 면역시스템을 동원하여 조치를 취한다. 유해균에 대해서는 이를 제거하는 방향으로 조치를 취하지만, 유해균에 대한 조치가 만성적이 되면 장내세균의 균의 종류와 증식 비율에 변화를 일으킨다. 이에 대하여 10여 종이나 되는 장내세균 감지 수용체(TLR=Toll-like receptor)가 장내세균이 비정상임을 판단하게 되고, 이에 따라 면역계가 과잉 염증 반응을 일으키면서 장누수가 유발되어 전신에 염증을 만들어 비만과 대사증후군이 생기는 것이다.

실제로 식욕을 유발하고 비만을 조장하며 대사증후군을 유발하는 비정상적 장내세균총은 정상인의 정상 세균총과는 매우 다르다. 인

수용체 TRL이 외부로부터 들어온 바이러스, 세균 등을 종류별로 파악하고 조취를 취하는 구조

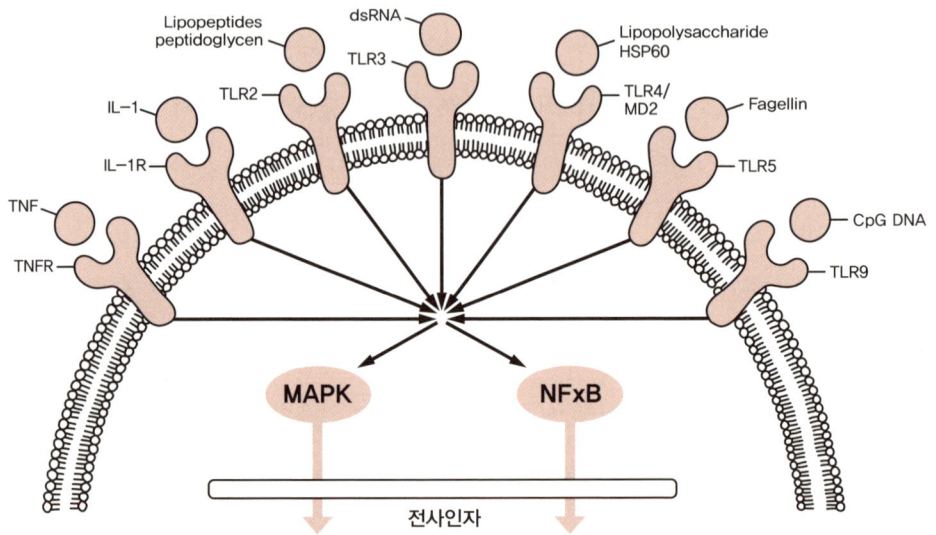

간의 장에는 후벽균(Firmicutes)속(54%)과 의간균(Bacteroides)속(39.8%) 두 종류가 압도적으로 많은데, 비만인 경우를 보면 항상 후벽균이 20% 정도 이상 더 증식해 있고 의간균은 50% 이상 감소되어 있다. 후벽균은 지방을 좋아하고 에너지 추출 능력이 심하게 뛰어나 우리가 섭취한 칼로리에 더해서 10%를 더 에너지로 만들어내기 때문에 비만을 만들기 쉽다.

장누수가 여성질환을 만든다

　36세 희영 씨는 올해 결혼 3년차다. 33세에 결혼을 했지만 출산을 서두를 생각이 없었고, 부부는 각자의 일에 조금 더 집중해서 커리어를 쌓겠다고 결정했다. 그리고 3년이 지나고 나서 주변에 친구들이 아이를 갖는 것을 보고는 더 늦기 전에 출산을 해야겠다고 마음먹고 임신계획을 세우게 되었다. 그런데 몇 달 전부터 생각지도 못한 생리불순이 생겨서 병원에 가니 임신이 힘든 상태라는 답이 돌아왔다. 희영 씨는 예기치도 못한 진단에 놀라서 슬픔에 잠겼다. 마음이 급해진 그녀는 필자를 찾아왔고 이야기를 들어본 끝에 나는 희영 씨가 최근 제대로 식사를 한 적이 거의 없는 상태라는 걸 알 수 있었다. 신선한 식단은 아니었지만 그래도 하루 세 끼를 적절히 챙겨먹던 희영 씨는 이번에 회사에서 팀장으로 승진을 하면서 급격하게 늘어난 업무와 심적 부담감으로 잦은 야근에, 때론 철야까지 해온 상황이었다. 식사는 당연히 도시락을 시켜 먹거나 그도 안 될 때는 편의점에서 컵라면으로 때우기 일쑤였는데, 어느새 그렇게 식사를 한 지 6개월이 넘어가고 있었다.

　그간 먹은 것들을 이야기해보라는 질문에 희영 씨는 차근차근 자신이 먹은 것들을 나열했다. 그러자 대부분 컵라면, 일회용 용기에 든 간단도시락 등 환경독소에 노출이 된 음식들이었다. 희영 씨는 스트레스로 생긴 장누수로 인해 환경독소가 몸 안으로 유입되어 에스트로겐 우세증이 된 경우라고 볼 수 있다. 그리고 에스트로겐 우세증은 대부분의 여성질환의 원인으로 작용한다. 이처럼 장누수로 인해 다양한 여성질환이 발생할 수 있는데, 이번 장에서는 이에 대해 자세히 이야기해보려고 한다.

예전에 비해 산부인과를 찾는 여성이 훨씬 늘었다고 한다. 이는 과거에 비해 훨씬 많은 여성들이 여성질환으로 고통받고 있다는 것을 의미한다. 필자는 여성질환에 대해 꽤 오랫동안 연구를 해왔는데, 많은 환자들이 여성질환의 증상들이 다양한데다 일상에 큰 영향을 끼치지 않을 정도라 이를 눈치 채지 못한 채 방치해두었다가 병을 키워서 오는 경우가 많았다. 때문에 여성질환의 원인은 대부분 하나로 연결되지만 치료하기에는 난처한 상황을 많이 접하게 된다. 근본적인 원인을 빨리 잡아내서 치료하고 잘 관리를 해주어야 하는데, 작은 증상이라고 간과하거나 터놓고 이야기하기 힘들다는 이유로 입을 닫는 경우도 많기 때문이다. 아마 지금 이 순간에도 다양한 증상들 때문에 병원을 찾아가야 할지 말아야 할지 고민하는 여성들이 많을 것이다.

고민하는 마음은 알겠지만 자신의 몸을 사랑하는 것은 당연한 권리이자 몸에 대한 예의다. 우리 몸이 더 이상 아파하지 않도록, 나중에 더 큰 병으로 인해 일상이 망가지지 않도록 너무 늦기 전에 돌봐주어야 한다.

자, 다음의 증상들을 한번 살펴보자. 혹시 이 중에서 자주 혹은 종종 겪고 있는 증상이 있는가?

여성질환 증상

- 체중증가
- 부종
- 불임
- 자궁내막증/자궁선종
- 기분변화/우울증
- 생리불순
- 생식기 감염/건조
- 생리량 과다/생리량 저하
- 주기적인 불면증, 발한/피로
- 생리통
- 생리전증후군
- 다낭성난포증후군

위 질환들은 모두 여성질환의 증상들이다. 여성질환은 모두 호르몬의 불균형에서 오는데, 바로 '에스트로겐 우세증'이 그 원인이다. 그리고 이러한 호르몬의 불균형은 바로 장누수에서 발생한다.

장누수가 위장질환을 일으키는 과정

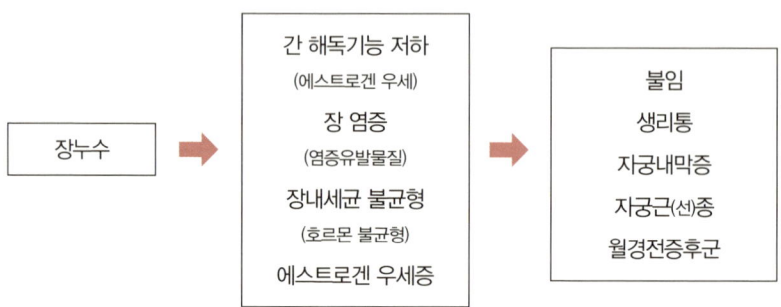

생리통, 생리불순, 불임, 자궁내막증, 자궁근종, 방광염, 질염, 유방암…… 말만으로도 여성을 참 힘들게 하는 질환들이다. 그런데 이런 질환들을 만드는 근본적인 원인은 바로 장에 있다. 스트레스나 갑상선질환 등이 원인이 되어 여성질환이 일어나기도 하지만, 장누수로 인해 장이 무너진 것이 원인이 되어 여성질환이 발생하는 경우도 매우 많다. 장누수로 인해 우리 몸 안에 독소들이 많이 들어올수록 간의 과부하가 생겨 간기능이 저하된다. 이 독소들은 자궁에도 침범하여 다양한 염증반응을 일으킨다. 이렇게 자궁에 염증이 발생하면 자궁은 제 기능을 하지 못하고 호르몬 기능도 정상적으로 작동하지 못해 호르몬 불균형이 발생하게 되고, 자궁기능에 문제를 일으킨다. 이때 갑상선의 기능도 같이 떨어져 자궁에 독소들이 축적되고 성 호르몬에 영향을 주면서 자궁의 기능장애를 일으키는 것이다.

에스트로겐 호르몬은 여성호르몬으로서 배란을 하게 만드는 중요한 호르몬이다. 그리고 프로게스테론은 착상을 돕는 역할을 하는 호르몬으로, 이 둘의 균형이 맞아야 정상적인 생리주기가 생겨나며 정상적인 임신을 할 수 있다.

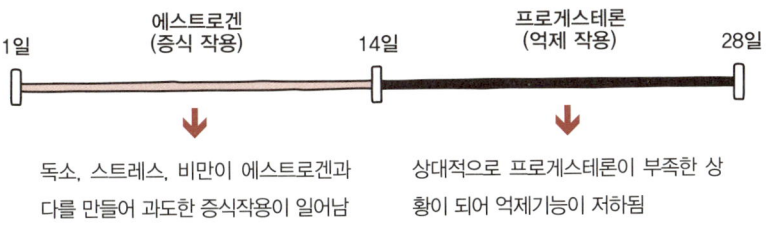

위의 그림은 여성의 생리주기에 따른 호르몬의 분비를 보여준다. 1일에서 14일은 배란을 준비하는 과정으로, 이때 에스트로겐의 작용으로 자궁내막이 증식된다. 또 14일부터 28일까지는 프로게스테론이 분비되어 자궁내막에 착상을 안정적으로 할 수 있도록 준비한다. 이 두 호르몬이 서로 조화를 이루어야 하는데, 그러지 못하고 둘의 균형이 무너지면서 여성질환이 발생한다. 에스트로겐이 우세하게 되면 생리통, 생리불순, 배란장애, 자궁내막증, 자궁근종, 유방암 등 다양한 여성질환들이 일어나는데, 장누수가 바로 에스트로겐 우세증의 주요 원인이 된다.

- **에스트로겐의 기능:** 자궁내막증식, 자궁근육의 성장, 수축, 이완, 여성의 성발육 관여, 체온상승, 혈당조절, 체지방감소, 이뇨작용에도 영향을 미침
- **프로게스테론의 기능:** 난자, 정자의 수정 후 착상에 영향(착상에 좋은 환경을 만들어줌), 임신을 유지하는 기능, 자궁의 감수성 관여

모든 여성질환의 주요 원인, 에스트로겐 우세증

장누수로 인해 에스트로겐이 많아지면 생리통이 심해지고 생리불순이 생겨서 배란이 어렵게 된다. 많은 현대 여성들이 불임으로 고통을 받고 있다. 필자를 찾아오는 환자들 중에도 불임으로 힘들어하는 여성이 많다. 빨리 아이를 갖고 싶은 마음은 이해하지만 근원적인 원인을 짚어내어 치료하며 호르몬의 균형을 찾아가는 것이 우선적으로 매우 중요하다.

또 프로게스테론도 수정란의 착상과 임신 유지에 매우 중요한 역할을 하는데, 이 호르몬은 갑상선호르몬에 의해 영향을 받는다. 그런데 장누수로 인해 갑상선에 문제가 생겨 갑상선호르몬이 충분히 분비되지 않으면 프로게스테론 또한 정상적으로 기능을 할 수 없게 된다. 임신은 했지만 착상이 불안하거나 임신 유지가 잘 안 되는 경우

가 이에 해당된다. 자주 유산이 되어 힘겨움을 겪고 있는 여성들은 프로게스테론의 분비가 정상적이지 않은 것이 원인이라고 봐야 한다. 또 프로게스테론이 적게 분비되고 에스트로겐이 과다 분비되면 자궁내막의 과다 증식으로 자궁내막증이 생기고, 자궁내막을 조절하는 근육의 성장에도 영향을 주어 자궁선종까지 유발시킨다. 이는 유방조직의 발육에도 관여하면서 유방암을 일으키는 주범으로 작용한다. 또 변비와 부종은 물론 우울증까지 일으켜 생식기관뿐만 아니라 인체 전반에 영향을 끼친다.

스트레스도 에스트로겐 우세증을 만드는 또 하나의 주범으로 작용한다. 스트레스가 빈번하게 발생되면 스트레스호르몬을 만들기 위해 성호르몬인 프로게스테론을 원료로 사용하기 때문에 상대적으로 프로게스테론은 줄어들고 에스트로겐이 우세한 상황을 만들게 된다. 장누수로 인한 전신성 염증도 자궁에 영향을 줘 자궁조직이 염증상태일 경우도 있는데 이 염증이 자궁기능을 저하시켜 여성질환에 관여하기도 한다. 또한 스트레스는 성호르몬 분비를 억제시키기에 생리주기 사이클 어느 시점에 스트레스를 받느냐에 따라 해당 기능에 문제가 발생한다. 에스트로겐과 프로게스테론 두 호르몬은 원래 시기별로 생성되거나 억제되어야 하는데 각각 생성되어야 할 때 생성이 되지 못하면 문제가 생긴다. 이는 임신을 준비하는 시점에서 배란이 안 되고, 착상이 어렵거나 조기유산이 되는 현상으로 이어진다.

그리고 성호르몬은 다 사용하고 나면 분해되어 배출되어야 하는데, 그 일을 담당하는 것이 바로 '간'이다. 그런데 스트레스로 인해 간 기능이 저하되어 있어 간이 성호르몬을 분해하지 못하면 배출되지 못한 호르몬이 몸 안을 돌아다니게 된다. 그 자체가 에스트로겐 우세증이 되어 역시 여성질환을 만들어내는 악순환이 된다.

장누수는 에스트로겐 우세증의 주범

장이 건강한 상태, 즉 장내세균 균형이 잘 이루어진 경우에는 간에서 해독된 에스트로겐이 몸 밖으로 배출된다. 하지만 장이 무너진 경우, 즉 장내세균 불균형이 된 상태에서는 간에서 해독된 에스트로겐을 유해균들이 다시 활성화시키고, 몸 안으로 다시 유입시켜 에스트로겐 우세증을 만들어 자궁내막증, 자궁근종, 배란장애, 난임, 유방암 등을 유발시킨다.

여성질환은 대부분 에스트로겐의 우세에서 온다고 이야기했다. 따라서 이 균형을 맞춰주기 위해 약을 복용하는 경우도 많은데, 이런 경우 결국 더 큰 문제가 야기된다. 필자를 찾아온 환자들의 경우 이렇게 약을 복용하다 완치가 되지 않아 거의 자포자기 심정으로 온 경

장내세균 균형인 경우 vs. 장내세균 불균형인 경우

> 장이 건강한 경우에는 간에서 해독된 에스토로겐이 몸 밖으로 배출이 되나 장이 건강하지 않은 경우에는 간에서 해독된 에스트로겐을 유해균들이 다시 활성화시켜 몸 안으로 유입시켜 에스트로겐 우세증을 만들어 **자궁내막증, 자궁근종, 배란장애, 난임, 유방암** 등을 유발시킨다.

장내세균 균형인 경우

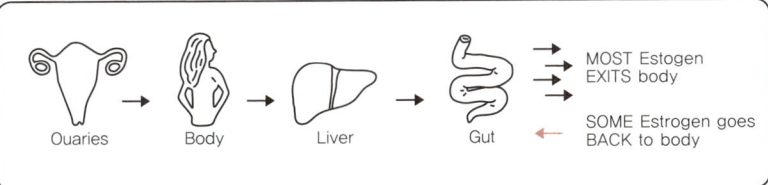

→ 대부분의 에스트로겐은 몸 밖으로 배출되고 일부만 몸 안으로 유입

장내세균 불균형인 경우

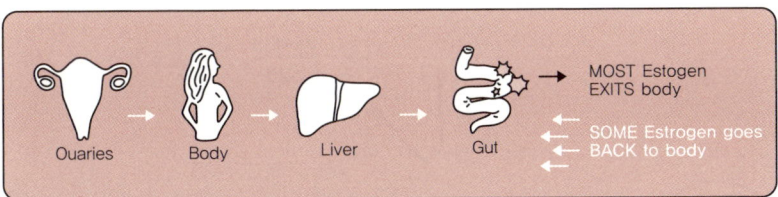

→ 일부 에스트로겐만 몸 밖으로 배출되고 대부분은 몸 안으로 유입

우가 대부분이었다. 이런 경우 이미 몸뿐 아니라 마음까지 고생을 겪다 오는 그들의 모습을 보며 필자는 큰 안타까움을 느끼곤 한다.

장누수가 여성질환에 영향을 미친다는 사실을 안다면 아마 많은 이들이 여성질환에 대해 다른 방법으로 접근하게 될 것이다. 그리고 나는 실제로 장누수의 치료를 통해 병세가 호전되는 경우를 많이 보았다. 경우에 따라 매우 빠른 회복속도를 보일 때가 있는데, 그럴 때마다 더 많은 사람들이 장 건강에 대한 중요성을 알고 치료에 대한 좀 더 근원적인 접근을 하기를 바라게 된다.

에스트로겐 우세증과 장누수의 관계

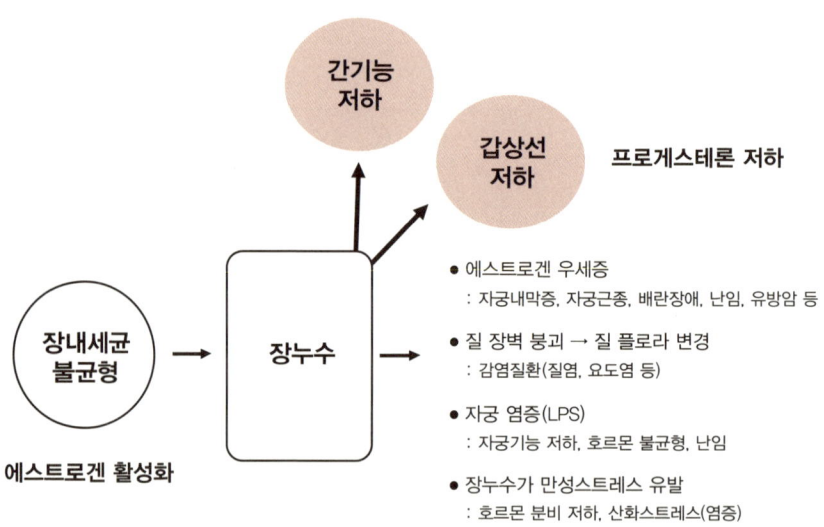

우리는 앞에서 장누수의 원인 중 '독소'에 대한 이야기를 한 적이 있다. 즉 장누수로 인해 인체에 치명적인 영향을 미치는 독소가 몸 안으로 침투하면서 다양한 질병이 생겨나는 것이다. 우리가 흔히 "환경호르몬 때문에 불임이 된다."는 말을 하는데, 장누수가 여성질환을 일으키는 것 또한 이러한 독소들의 영향 때문이다. 한 예로, 불임을 일으키는 환경호르몬은 화학물질인 비스페놀A를 뜻한다. 이 물질은 그 자체로 에스트로겐을 흉내내어 이와 유사한 역할을 하기 때문에 우리 몸에 들어왔을 때 에스트로겐 우세증을 만들어낸다. 간에서 해

장누수와 여성질환의 악순환

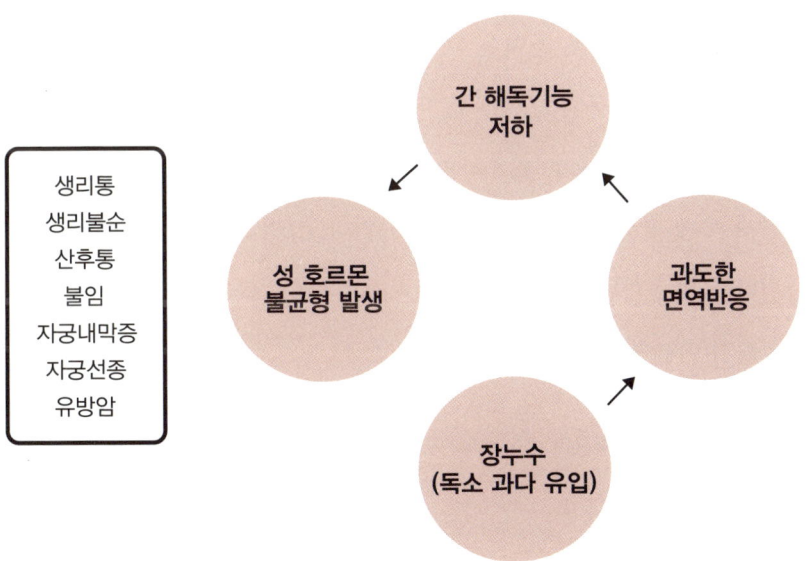

독 처리된 에스트로겐은 장을 통해 몸 밖으로 배출되어야 하는데, 그러지 못하고 장누수로 인해 몸 안으로 재유입될 경우 에스트로겐 우세증이 만들어지는 것이다.

장누수는 에스트로겐 우세증뿐 아니라 방광염, 질염 등의 염증질환으로써 여성질환을 유발한다. 우리가 많이 들어본 유해균인 '칸디다균'이 장 내에서 과다 증식되어 장누수가 발생한 경우, 이것이 방광과 질에서 세균 환경을 변화시켜 유해균의 증가를 이끌어내고, 염증을 유발해 질염과 방광염을 만들기도 한다. 평소에 질은 락토바실러스 같은 세균들이 약산성을 유지하면서 침입자의 공격을 방어하여 건강한 자궁환경을 유지한다. 그러나 장누수가 발생하게 되면 질의 세균구도가 변하게 되면서 염증을 만들게 되는 것이다. 이렇게 장누수로 인해 자궁으로 들어온 다양한 독소들은 자궁과 골반 내에서 염증을 유발하여 불임을 비롯한 다양한 자궁질환들을 만들어낸다. 여성질환을 근원적으로 치료하기 위해서는 장을 먼저 살펴보고 장 건강에 문제가 없는지 확인할 필요가 있다. 그리고 몸 안의 독소를 제거하는 해독치료를 같이 병행해주어야 여성 질환에 대한 근원적인 치료가 가능해진다.

장누수가 피부질환을 만든다

장누수가 무서운 이유는 바로 장벽을 통해 빠져나간 독소가 온몸을 돌아다니면서 염증을 일으키기 때문이다. 이 염증이 혈뇌장벽을 뚫고 올라가 뇌에 염증을 일으켜 각종 뇌질환을 일으켰듯이 이러한 염증이 피부로 가게 되면 그것이 바로 피부질환으로 이어진다. 선천적으로 피부가 약하거나 후천적 요인으로 인해 피부가 약해진 사람들의 경우, 그 염증이 피부로 가서 질환을 일으킬 가능성이 그렇지 않은 사람보다 훨씬 높다. 이는 피부질환을 치료하기 위해 반드시 장 치료가 병행돼야 하는 이유이기도 하다.

장 문제와 습진, 여드름, 주사비 등 피부질환 사이에는 매우 밀접한 관계가 있다. 2008년에 발표된 한 의학 보고서에 의하면 정상인에 비해 소장내 세균과다증식(SIBO) 환자들이 여드름, 습진, 주사비 등 피부질환 발생율이 무려 10배 이상 높다는 결과가 나왔으며, 소장내 세균과다증식(SIBO)을 치료할 경우 피부질환에 대한 증상들이 상당히 호전된다고 발표했다. 여드름이 있는 청소년 13,000명을 조사해보니 변비, 구취, 역류성식도염, 복부팽만감 등 소화장애를 겪고 있는 청소년들이 대부분이었다.

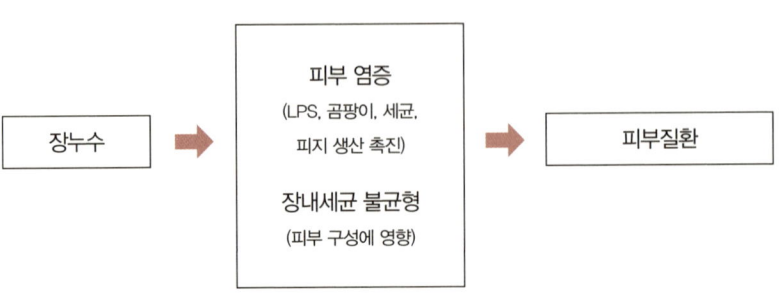

피부에 특별한 문제가 없었던 18세 소진 씨는 최근 갑작스럽게 심해진 여드름 때문에 고민이 많아졌다. 중학교 때만 해도 이렇게까지 심하지는 않았던 여드름에 거울만 보면 너무 속이 상했던 그녀는 급기야 피부과를 찾아갔다. 약을 먹으면 속이 너무 쓰렸지만 일시적으로 여드름이 좀 가라앉는 것 같아서 소진 씨는 약을 계속 복용했다. 하지만 문제는 그 다음부터였다. 여드름은 걷잡을 수 없이 더욱 심해졌고, 시험 기간이 되면 공부뿐 아니라 피부 문제까지 겹쳐 엄청난 스트레스에 시달리게 되었다.

소진 씨의 경우, 단순히 피부의 문제로 여드름이 나게 된 걸까? 우리가 앞에서 열심히 얘기한 내용으로 짐작했을 때, 장누수가 일어나 몸 안으로 들어온 독소들이 피부질환을 일으켰을 가능성이 높다. 앞에서 언급했듯 여드름뿐만 아니라 습진, 발진, 뾰루지, 무좀(곰팡이), 주사비 등의 피부질환이 생겼을 때 우리는 먼저 장 문제를 의심해보아야 한다. 대부분의 피부질환이 장누수로 인해 발생한다고 볼 수 있기 때문이다. 소진 씨가 갑자기 여드름이 난 이유는 장과 피부에 있는 면역세포인 비만세포에서 분비하는 통증물질(substance P)이 피지 생산을 촉진시켜 여드름을 발생시키고 악화되게 만들었다고 볼 수 있다. 소진 씨의 여드름이 어떻게 생겨났는지 그 과정을 한번 살펴보자(236페이지 참조).

이렇게 장누수로 인해 발생된 피부질환들을 치료하기 위해 증상을 완화시키는 약물을 복용할 경우 어떻게 될까? 일시적으로 여드름이나 뾰루지가 사라졌다고 기쁠지 모르지만 약을 끊는 순간 십중팔구 더 심하게 재발하게 된다. 그게 싫어서 증상을 막아보겠다고 오랫동안 피부과 약을 복용하다가 장기가 심하게 손상되는 경우도 많다. 상담을 하다 보면 피부질환으로 고민하는 환자들을 많이 만날 수 있는데 만성이 된 경우 약으로 인한 여러 부작용들로 우울증까지 생긴 경우도 드물지 않았다. 책의 2장에서도 이미 설명했듯 약물로 인해 장벽에 염증이 생기면 이것이 또 다시 장누수를 일으켜 피부질환으로 이어지므로 계속해서 피부질환의 재발과 장누수 악순환의 고리에 갇히게 된다.

여드름이 생기는 과정

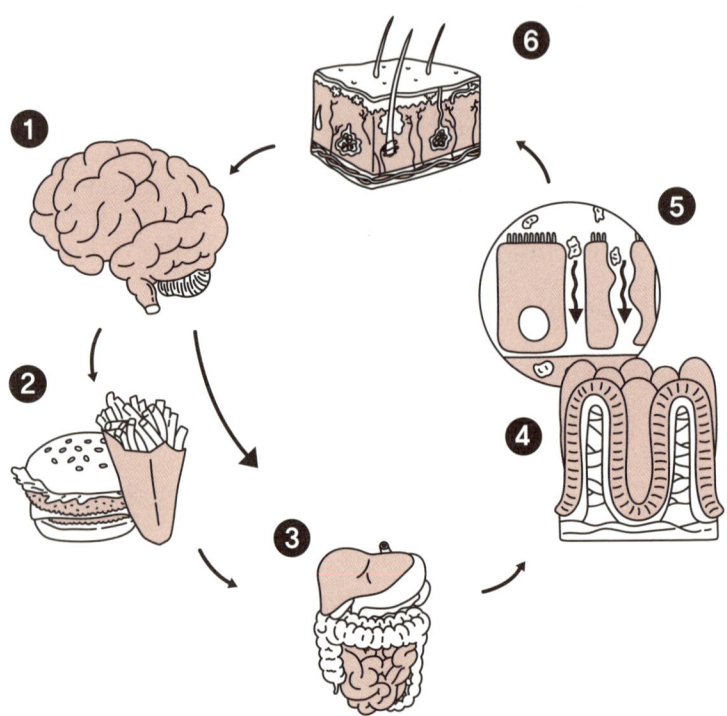

① 심리, 감정적 스트레스
② 고설탕, 탄수식이 및 가공식품 섭취로 이어지면
③ 장운동 저하와 장내세균 불균형이 유발되면
④ 유익균 감소와 장누수가 이어지면서 다량의 독소들이 몸안으로 유입됨
⑤ 염증과 산화스트레스 증가가 Substance P 분비 증가로 이어져 피지생산을 증가시키면서 인슐린저항성도 유발됨
⑥ 과다한 피지생산 증가에 스트레스가 더해지면서 여드름균인 P. acne는 과다 증식되면서 염증을 유발함

피부누수가 발생하는 과정

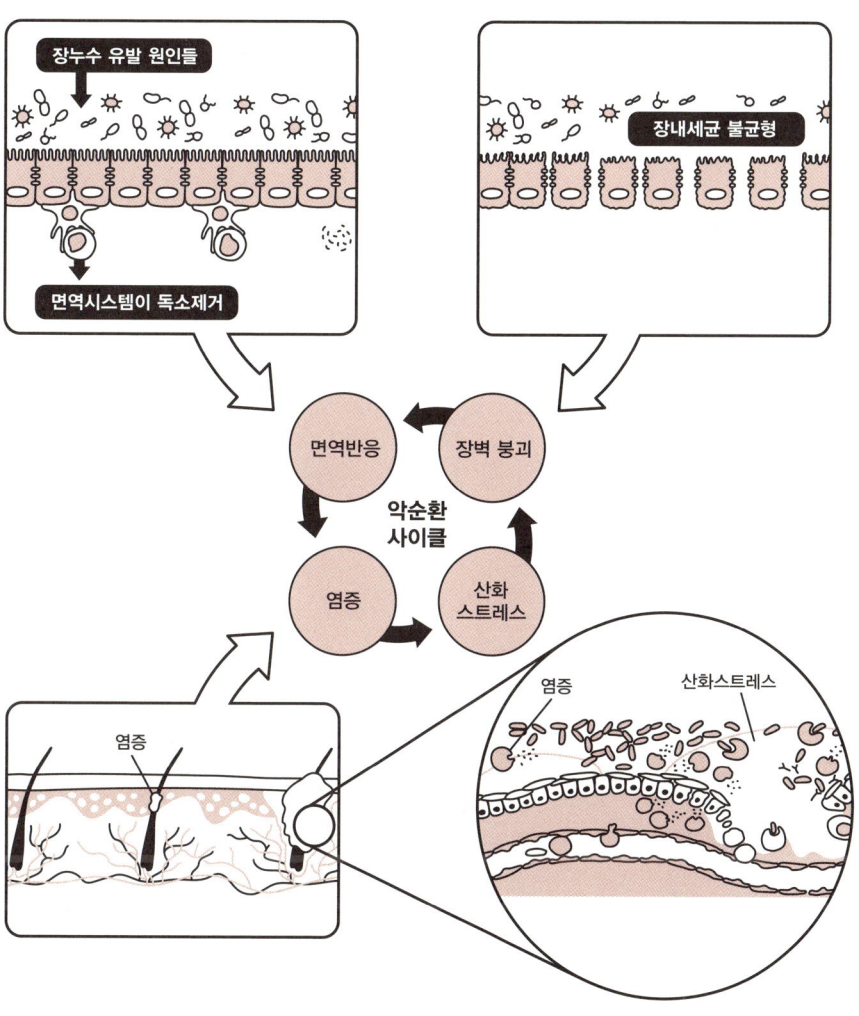

피부에 질환이 생기면 우선 통증이나 가려움 등의 불편함을 동반하기 때문에 겉으로 드러난 염증을 완화시켜주는 항염증 치료, 가려움을 유발하는 물질을 제거하는 치료와 함께 근본적인 원인인 장누수의 치료도 반드시 병행해주어야 재발이 일어나지 않는 치료가 가능해진다.

또한 피부를 치료해야 하는 이유는 작은 불편함이나 겉으로 보이는 이유뿐 아니라 피부가 물리적, 화학적으로도 미생물의 공격으로부터 인체를 방어하는 중요한 역할을 한다는 이유가 포함된다. 따라서 몸의 건강을 위해서라도 피부질환의 근원적인 치료는 필수적이다. 장누수로 인해 피부의 방어 역할을 하는 피부장벽이 무너지고, 피부에 있는 항균성 단백질 생산이 감소되어 피부 염증이 과잉으로 일어나면 피부 감염이 발생한다.

장누수로 인해 피부를 구성하는 주요 요소인 지방산과 피지생산에 변화가 일어나는 경우, 피부 염증은 더욱 증가하게 되고 피부의 감염 위험성이 높아질 뿐 아니라 아토피, 여드름, 주사비, 습진, 건선 등의 피부질환이 증가하게 된다.

두드러기와 가려움증 등의 피부증상은 '히스타민'이라는 물질과 관련이 깊은데, 장과 간에서 히스타민을 제대로 분해하지 못하면 알레르기 증상과 두드러기, 두통, 메스꺼움, 설사, 생리불순 등 피부뿐

장내세균이 피부에 미치는 영향

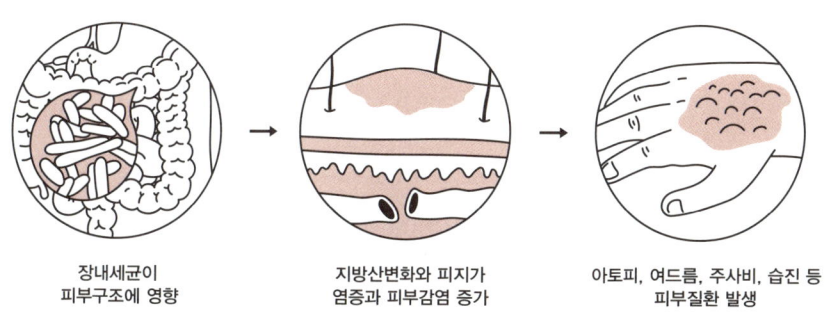

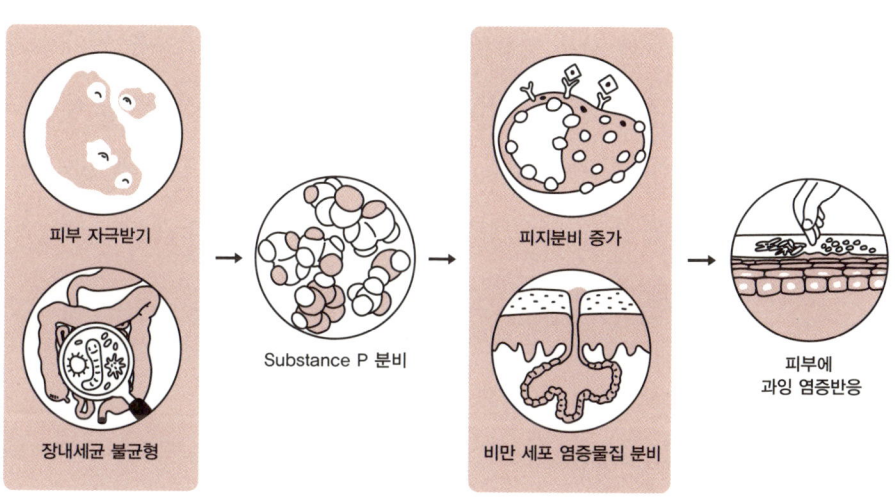

만 아니라 인체 전체에서 다양한 증상들이 나타난다. 장누수가 있는 경우 장에 생긴 염증으로 인해 히스타민을 분해하는 효소인 'DAO'가 제대로 분비되지 못하면 히스타민이 몸 안으로 들어와 혈류를 타고 돌다가 피부로 가서 가려움증이나 두드러기 같은 증상이 나타난다. 몸이 건강한 상태라면 장에 문제가 있어 몸 안으로 히스티민이 유입되더라도 간에 있는 히스타민 분해 효소가 히스타민을 분해하지만, 이미 장누수가 있거나 몸 안에 많은 독소가 있는 경우 간기능이 떨어져 있기 때문에 간에서도 제대로 히스타민을 분해하지 못하는 경우가 많다.

피부에서 아토피 같은 염증질환들이나, 두드러기, 가려움증 등이 나타났다면 그 사람은 이미 장누수가 진행된 상황이고 간기능도 상당히 떨어져 있다고 봐야 한다. 때문에 치료를 할 때 피부만 봐서는 근본적인 치료를 할 수 없으므로 장복구 치료와 간기능을 올리는 해독치료를 병행해야 한다.

장 염증이 피부장벽을 무너뜨린다

장에 염증이 발생되는 과정에는 장내세균 불균형, 장벽기능 손상, 과도한 면역반응 등이 작용하는데 어느 것이 먼저 시작되는지는 닭이 먼저냐, 달걀이 먼저냐의 문제와 같다. 서로서로 영향을 주면서 발생하는데, 장누수로 인해 들어온 독소들이 장세포 밑에 거주하는 면역세포들에 의해 면역반응과 염증을 일으키면, 산화스트레스가 증가하여 장벽을 파괴하고 장내세균 불균형을 유발한다. 반면 장내세균 불균형도 장벽에서 면역반응을 유도하면서 장벽기능을 파괴해 악순환의 사이클을 만들기 때문에 장의 염증을 일으키는 것은 복합적인 작용의 결과라 볼 수 있다. 또한, 스트레스를 받게 되면 스트레스 호르몬에 의해 장벽뿐 아니라 피부장벽도 쉽게 무너지고 장과 피부에 존재하는 면역세포인 비만세포도 자극을 받게 된다. 그러면 각종 염증유발물질과 피지생산을 촉진하는 통증물질(substance P) 분비 또한 증가되어 피부에 각종 염증질환과 여드름이 악화된다.

독소를 잡아야 피부질환을 잡을 수 있다

가끔 "디톡스를 했더니 피부가 좋아졌다."는 말을 듣는다. 이는 곧 우리 몸속에 있는 독소를 제거하면 피부를 나쁘게 하는 요인들이 사라진다는 의미로 해석할 수 있다. 또 바꾸어 말하면 몸에 독소가 쌓이면 그것이 피부를 나쁘게 만들고 심하게는 피부질환으로 이어질 수 있다는 의미도 된다. 우리 몸에는 어떻게 독소가 들어오고, 그 독소는 어떻게 피부질환을 일으킬까?

우스갯소리지만 아주 정곡을 찌르는 말이 있다. 바로 "젓가락이 당신의 피부 빛깔을 좌우한다."는 말이다. 이는 곧 우리가 먹는 것이 우리의 피부 상태를 결정한다는 의미다. 현대인들이 자주 손쉽게 접하는 밀, 글루텐 등은 많이 섭취하게 되면 우리의 장에 문제가 생기고 장내세균 불균형이 일어난다. 또한 유제품, 콩, 설탕, 초콜릿, 달걀, 견과류 등은 건강한 사람이 섭취할 경우 아무 문제가 되지 않지만 소화에 문제가 있거나 만성질환이 있는 사람의 경우 치료가 끝날 때까지 이 음식들을 피하는 것이 좋다. 이러한 세균, 곰팡이들과 이들의 배설물인 대사산물이 독소를 만들거나 독소로 작용하게 된다. 이러한 독소들은 장벽을 자극해 장누수를 일으키고, 장누수로 인해 내부독소인 LPS(세균 시체조각, 세균 껍데기)와 세균의 대사산물이 순환계로 들어와 염증을 일으킨다. 이것이 피부로 가게 되면 피부질환이 생기는 것이다. 따라서 피부질환을 근원적으로 치료하기 위해서는 장누수를 일으키지 않도록 식이와 생활습관을 개선하고 장 복구를 통한 장 환경을 건강하게 되돌려 놓아야 한다.

장누수가 이명을 만든다

이명은 만성염증에 의한 퇴행성 질환이다. 이명의 원인을 보면 크게 2가지로 나눌 수 있는데, 첫째는 만성염증과 혈액순환 장애다. 대부분의 이명이 이 첫 번째 원인으로 발생한다. 둘째는 항생제, 아스피린 등 약물의 부작용이나 기타 다른 질환들이 원인으로 발생하는 경우다. 이명의 가장 큰 문제는 '만성염증이 어디서 오느냐'를 파악하는 것이다. 귀 자체에서 염증이 발생될 수도 있지만 귀보다는 전신에서 오는 염증유발물질이 귀의 만성염증을 유발하는 경우가 많다. 그리고 이때 주로 장누수가 염증 유발의 근원지로 작용한다.

장누수에서 유발된 염증유발물질은 귀에도 영향을 주어 이명을 발생시키는 데에 관여하기 때문이다. 장누수로 인해 만성적인 염증이 일어나면 염증유발물질인 프로스타글란딘이 매우 높은 농도로 분비된다. 염증은 조직 손상을 대하는 몸의 자연스럽고 이로운 반응으로, 몸에 손상이 발생하는 경우 몸은 염증반응을 통해 남아있는 잔여물들을 깨끗하게 치우고 복구를 위한 치유기전을 진행한다. 하지만 우리 몸이 만성적인 염증 상태에 놓인다면 이때는 문제들이 생기기 시작한다.

이명을 유발하는 원인들

점액 축적, 염증, 부종, 고막 질병, 큰소리에 노출, 의약품(아스피린 포함), 메니에르 질병, 뇌와 신경에 영향을 주는 종양

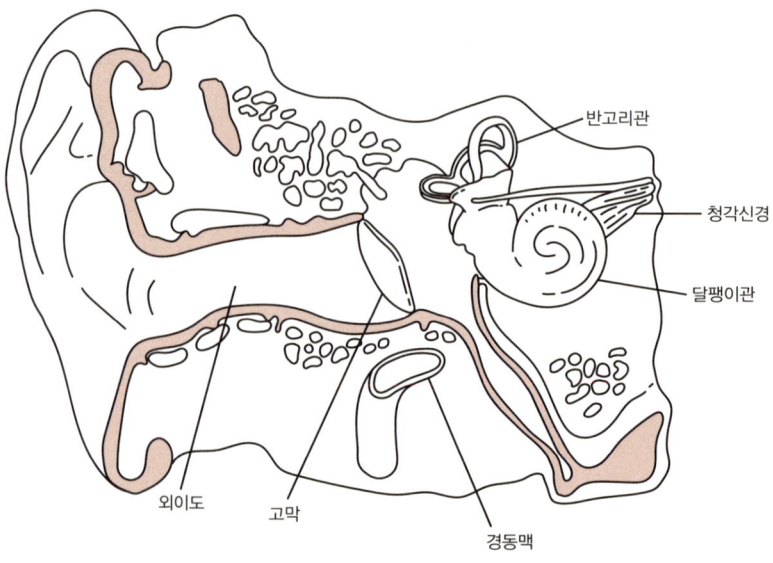

이러한 염증을 유발하는 물질들은 혈관 수축과 혈전생성을 촉진한다. 이는 귀의 모세혈관 혈류의 흐름을 줄인다. 이러한 염증 반응은 귀의 림프액을 늘려 부종을 만든다. 이 염증반응은 귀의 압력을 높이게 되며, 이는 뇌가 소리라고 착각할 정도로 역치값을 넘기는 신

호를 발생시킬 수 있다. 염증에 기반을 둔 이명은 어쩌면 장누수가 보내는 인체에 보내는 신호로 질병이 빠르게 진행되고 있다는 경고 신호일지도 모른다.

따라서 이명을 치료하기 위해서는 몸 안에 발생된 염증을 조절하는 것이 매우 중요하다. 특히 전신 염증 유발의 근원지인 장을 건강하게 복구시키는 것이 이명치료의 핵심이라고 말할 수 있다. 더불어 이명이 일어난 상태의 귀는 산소가 부족한 저산소 상태가 되는데 이 상태는 귀가 제대로 된 기능을 할 수 없게 만든다. 고압산소치료는 혈액순환 개선과 염증을 완화시키는 데에 상당한 도움이 되며 치료를 앞당기는 지름길이 된다. 장복구와 더불어 고압산소 치료를 받으면 이명이 호전되는 경우가 많다.

PART 5

장누수를 치료하면 평생 건강하게 살 수 있다

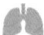

- 0단계. 장누수 이해하기
- 1단계. 해독
- 2단계. 소화기능 정상화
- 3단계. 장벽 복구하기
- 4단계. 장내세균 균형 만들기
- 5단계. 식이와 생활습관 바꾸기

몸이 아프다는 것은 여러 면에서 고통을 가져다준다. 모든 일상에 불편함을 주고, 일에도 집중하지 못하게 만든다. 지금 이 아픔이 큰 병으로 이어질지도 모른다는 불안감을 가져다주기도 한다.

건강은 무엇과도 바꿀 수 없다고 한다. 돈이 아무리 많아도, 권력과 명예가 있어도 건강을 잃으면 무용지물이 된다. 그래서 몸이 보내는 작은 신호도 가볍게 여겨서는 안 된다. 몸이 예전과는 다르다고 느낀다면 더 늦기 전에 장누수 치료를 시작해야 한다.

250페이지에 나오는 그림을 한번 보자.

이 그림에서 보이는 식물의 뿌리에 해당하는 것이 바로 우리 몸의 장이다. 식물의 잎이나 줄기에 문제가 생기면 뿌리를 살펴봐야 하듯 우리 몸에 질병이 있다면 그 뿌리에 해당하는 장을 살펴보아야 한다는 뜻이다. 우리 몸의 뿌리인 장에 생긴 문제가 심해지면 장누수가 나타난다.

이번 장에서는 장누수를 치료하는 과정을 모두 5가지로 나누고, 각 단계별로 어떤 치료가 이루어져야 하는지 알아보겠다. 지금 여러분이 소화기관뿐 아니라 각종 통증과 만성 질병으로 고통받고 있다면, 혹은 비만 때문에 고통받고 있다면, 혹은 뇌질환이나 각종 난치병으로 고통받고 있다면 장누수 치료를 시작해야 한다. 필자는 장누수 치료를 통해 결코 어떤 약으로도 치료할 수 없었던 수많은 병이 치료되는 것을 직접 경험했다. 이제부터 그 치료 5단계를 차근차근 살펴보자.

식물 뿌리에 해당하는 것이 바로 우리 몸의 장이다

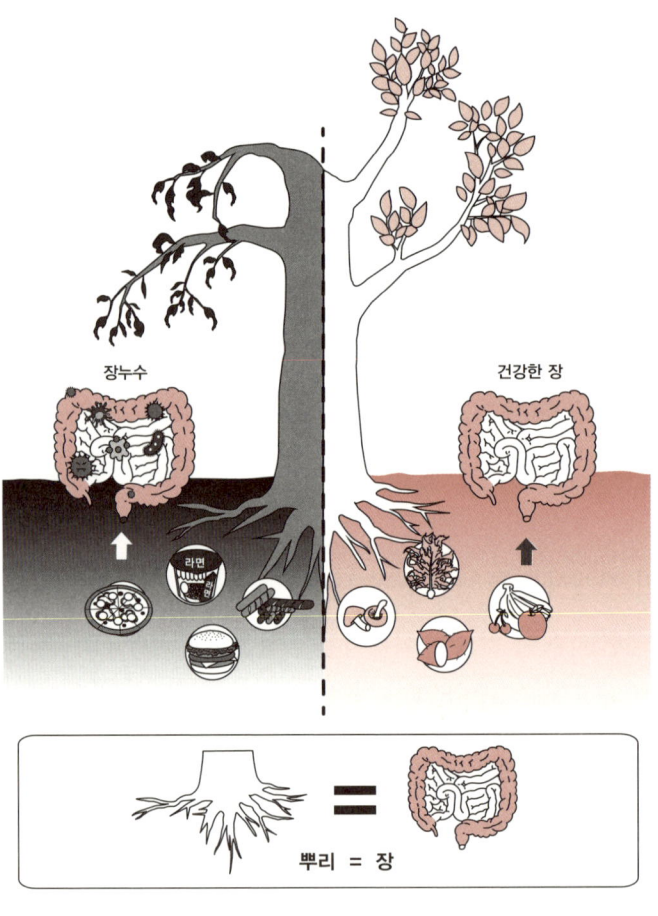

0단계. 장누수 이해하기

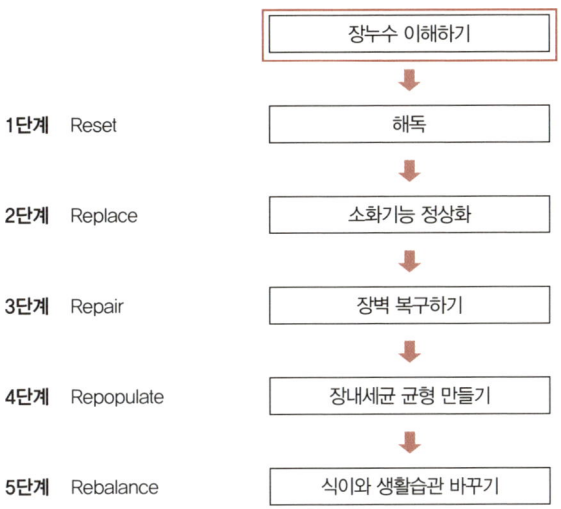

'장누수 이해하기'는 '지피지기면 백전백승'이라는 고사성어와 딱 들어맞는다. 적을 알아야만 싸움에서 이길 수 있듯 장누수를 이해해야만 원인과 병명을 알 수 없는 병마와 싸워 이길 수 있다. 우리는 이미 1~4장을 통해 장누수가 무엇이며, 어떤 원인과 과정을 통해 일어나는지 살펴보았다. 장누수에 대한 이해가 높을수록 치료율은 높아지고 치료 기간도 단축될 수 있다. 특히 난치성 질병이거나 만성질병일수록 장누수에 대한 이해가 중요하다.

무엇보다 치료의 주체는 환자 본인이기 때문에 자신이 어떤 상태에 있는지, 장누수에 대해 충분히 이해했는지, 장누수 치료를 위해 얼마나, 어떻게 노력해야 하는지, 전문가의 도움이 필요한지… 등을 체크하는 것이 중요하다. 전문가의 도움을 받을 경우 이러한 질병들이 어떻게 발생되었고 어떻게 치료해야 할지 정확히 알고 머릿속에서 그릴 수 있을 때 질병의 호전과 완치 가능성은 더 높아지게 된다. 이게 필자의 한의원에서 장누수에 대한 구체적인 상담을 병행하는 이유이기도 하다.

장누수를 치료하기 전에 아래 5가지 사항을 이해하고 납득하면 치료가 쉬워질 것이다.

1. 소화의 중요성을 잘 알고 있는가?
2. 장의 중요성에 대해 이해했는가?
3. 장을 손상시키는 원인은 무엇인가?
4. 무엇을 먹어야 하는지, 무엇을 먹지 말아야 하는지 잘 알고 있는가?
5. 내가 하고 있는 사소한 습관들이 나의 장에 어떠한 영향을 주는지 알고 있는가?

이제부터 소개할 '5R 프로그램'은 장누수 치료의 핵심적인 과정으로, 각 단계별로 모두 매우 중요하므로 잘 살펴보도록 하자.

1단계. 해독(Reset)

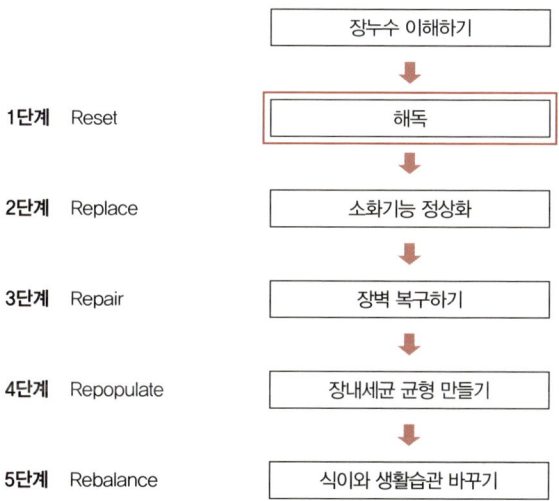

장누수의 치료 5단계

환경오염이 심해지고 가공식품 섭취량이 늘면서 우리 몸에는 실시간으로 독소가 쌓이고 있다. 스트레스, 수면부족, 과식 등으로 인해 쌓이는 내부독소와 오염된 식이 섭취, 피부와 호흡기 등을 통해 들어와 쌓이는 외부 독소들은 우리 몸을 아프게 하는 주된 독소들이다. 이처럼 현대인들이 독소를 피할 수 없게 됨에 따라 인체 해독에 대한 관심은 꾸준히 늘어나는 추세다. 서양 의학의 선구자 히포크라테스는 "많은 질병이 독소로부터 온다."고 말하기도 했다. 이렇게 오래 전부터 관심사였던 해독에 대해 현대인들은 얼마나 제대로 알고 있을까? 이번 장에서는 해독에 대해 올바로 이해하고, 해독을 통해 건강한 몸을 회복하는 방법에 대해 알아보려고 한다. 정확히 말해 독이란 건강이나 생명에 해가 되는 물질이며, 해독이란 생체 내의 세포에서 유독한 물질을 무독한 물질로 바꾸고 안전하게 몸 밖으로 배출하는 과정을 의미한다. 따라서 해독요법이야말로 생명의 파수꾼이라고 볼 수 있다.

모든 병의 치료 전에 해독을 해야 하는 이유

장누수 치료에 있어 전신 해독은 필수다. 장누수가 발생했다는 말은 이미 몸 안으로 대량의 독소가 들어왔다는 뜻이기 때문이다. 이 독소들이 전신에서 복합적인 증상과 질병을 유발하여 난치성 만성질환을 만든다. 따라서 병에 걸리지 않으려면 독소에 대한 노출은 최소화하고, 해독을 하는 장기인 장과 간, 신장과 피부, 그리고 폐 등 신체 기관들의 해독기능을 높여야 한다. 식이요법으로 해독을 할 수도 있지만 가장 효율적인 방법은 전문성 있는 해독제품을 섭취하는 것이 좋다.

몸을 치료하는 데에는 여러 방법이 있지만, 몸에 좋은 것을 받아들이고 나쁜 것을 빼낼 수 있는 환경을 만들어주기만 해도 우리 몸은 스스로 운영될 수 있는 시스템을 가지고 있다. 때문에 좋은 환경

왜 해독을 해야 하나?

+
외부독소의 총 유입량은?
내부독소 발생 총량은?

−
내 몸의 해독 능력은?
- 영양상태
- 해독장기 기능
- 내 몸 염증상태

=
독소 총 누적량은?
Zero 가 되어야 한다

을 만들어주는 것이 매우 중요하다. 많은 사람들이 몸이 제대로 돌아갈 수 있는 상태를 만들지도 않고 무분별하게 약이나 기능식품을 통해 치료하려 한다. 하지만 그런 방법은 일시적인 효과만 있을 뿐 결코 완치로 이어지지 못한다. 그래서 필자는 한약과 침 처방과 함께 해독을 반드시 제안한다. 해독은 단순이 장을 비우거나 체중을 줄이기 위해서가 아니라 우리 몸에 쌓인 독소를 빼서 장누수를 일으키는 염증을 잡고, 각 장기들이 제 역할을 잘 수행할 수 있도록 돕는 데에 그 목적이 있다.

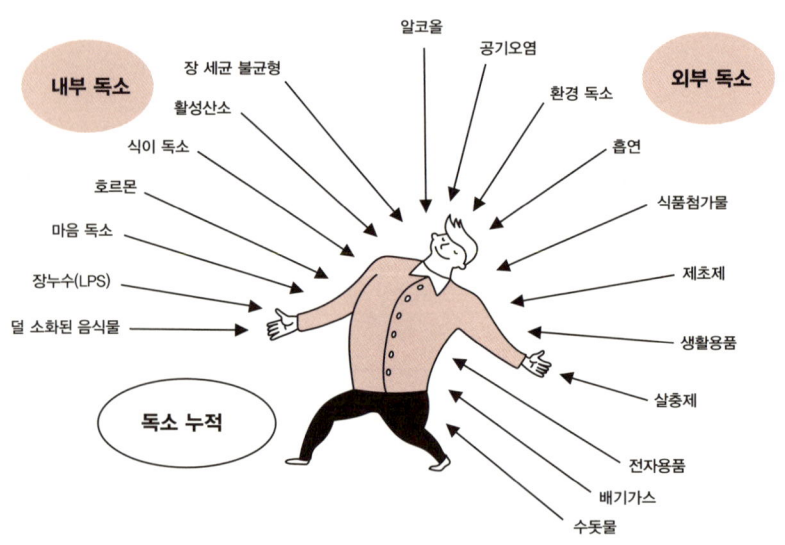

우리 몸에 들어오는 독소들

'해독'의 진짜 의미

'해독'이란 말 그대로 독을 푸는 것을 의미한다. 우리는 일상 곳곳에서 우리도 모르는 사이 독소를 받아들이고 있다. 우리의 입, 코, 피부를 통해 외부에서 인체로 유입된 외부독소와 각종 스트레스호르몬들, 음식물, 활성산소, 간에서 분해되지 못한 호르몬 등 내부독소가 우리 몸에 쌓여 다양한 질병을 만들어낸다.

물론 우리 몸의 모든 장기들의 세포는 해독 매커니즘이 잘 장착되어 있다. 하지만 우리 장기들이 처리하지 못할 정도의 독소가 유입될 경우 문제가 생긴다. 즉, 우리 몸에 쌓이는 독소는 들어오는 것과 나가는 것의 양을 맞춰 제로로 만들어줘야 하는데 이 양이 불균형을 이룰 경우 독소가 쌓이게 되는 것이다. 독소 제로 상태를 만들려면 들어오는 독소를 줄이거나 해독 장기의 기능을 높여줘야 하는데, 산업화된 시대에 살고 있는 현대인들에게 전자는 불가피하다. 따라서 해독장기의 기능을 높이기 위해 주기적으로 해독을 해주는 것이 필요하다.

독소의 바다에 살고 있다고 해도 과언이 아닐 정도로 음식독소, 합성화학물질, 발암물질, 신경독소, 유전자독성 화학물질과 매일같이 접하면서도 해독을 하지 않고 살아갈 경우, 우리 몸의 다양한 물질을 해독하는 주요 기관인 간의 해독능력이 감소하면서 점점 더 독소가 쌓이는 악순환이 일어나게 된다. 그리고 이러한 독소가 우리 몸에 만

간의 해독 프로세스

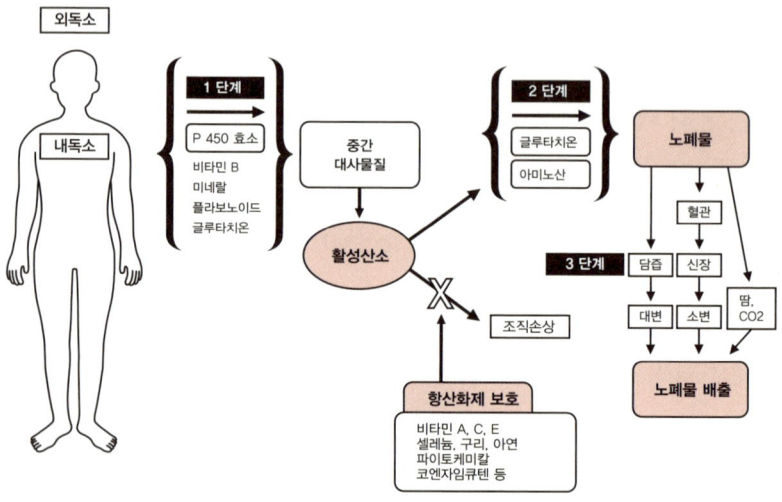

성적으로 과다 축적이 되면 몸의 세포와 장기를 손상시킨다. 이렇게 축적된 독소가 여러 질병의 원인이 된다. 즉, 우리 몸의 해독장기가 독소와의 싸움에서 지게 되면 우리 몸은 아프거나 병이 걸릴 수밖에 없도록 설계되어 있다는 얘기다.

그렇다면 우리 몸에 독소가 있다는 걸 어떻게 알 수 있을까? 사실 우리 몸에 일어나는 많은 좋지 않은 징조들은 대부분이 독소가 과다 축적되어 장누수로 이어지고 있다는 신호라고 볼 수 있다. "푹 쉬었는데도 왜 이렇게 피곤하지?" 하는 사람들을 많이 보았을 것이다. 독소가 쌓이면 몸의 에너지가 떨어져 자주 피로감을 느낀다. 이것이 심해지면 때때로 우울감을 느끼기도 하고, 뇌가 뿌연 것처럼 흐려지며 기억력이 떨어진다. 호르몬의 불균형이 생기고 원인을 알 수 없는 두통이 빈번하게 일어난다. 아토피, 비염, 천식이 발생하고 복부비만을 만들어낸다. 또 당뇨와 섬유근육통을 유발하기도 한다. 몸에서 악취가 나거나 혀가 하얀 것도 독소가 원인일 수 있다. 손톱과 모발이 잘 부서지고, 성인 여드름, 요통이나 관절통이 오기도 한다. 여성의 경우 불임을 겪을 수도 있다.

해독은 이렇게 우리가 빈번하게 겪고 있는 여러 질환들을 치료해주는 가장 기본적인 방법이라고 할 수 있다.

우리 몸의 해독 시스템을 부활시키자

우리 몸이 원래 가지고 있는 다양한 해독 시스템은 매우 중요한 역할을 한다. 몸에 독소가 쌓였을 때 어떤 일이 발생하는지 위에서 살펴본 것처럼, 몸이 해독을 잘 할 수 있도록 작동하게 해주어야 하는데 장누수는 이러한 우리 몸의 해독기능을 저하시킨다.

그리고 이러한 해독기능의 저하는 독소와 염증을 축적함으로써 장누수를 더욱 악화시킨다. 이렇게 되면 장은 영양공급처가 아니라

장누수가 해독기능을 저하시킨다

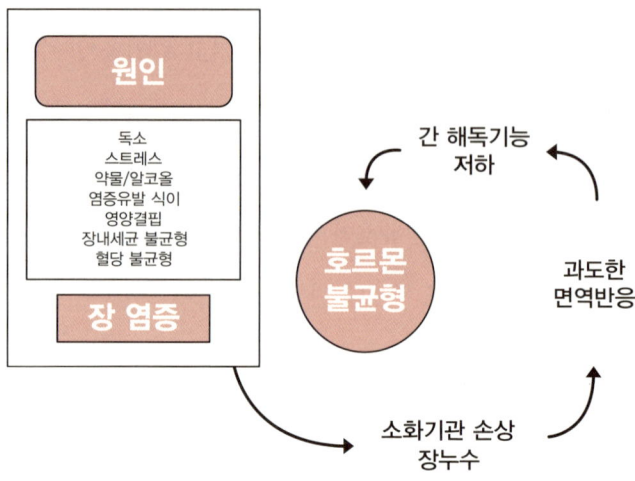

독소공급처로 돌변한다. 장에서 지속적으로 독소를 공급하여 우리 몸이 독소로 가득차고 배출되지 못하는 상황을 상상해보라. 어떤 일들이 일어날까? 내가 살고 있는 집의 배수구가 역류한다면? 화장실 변기 내용물이 내려가지 않고 역류한다면? 아마 집안은 쓰레기와 노폐물, 그리고 악취들로 가득 차서 각종 세균과 곰팡이들의 천국이 되어 질병의 근원지로 작동하게 될 것이다. 우리 몸도 똑같다. 다양한 질병들이 전신에서 도미노처럼 나타날 것이다. 해독은 우리 몸으로 들어오는 독소를 최소화해주고 최대한 많은 독소를 배출함으로써 이루어져야 한다. 그러기 위해 다음 다섯 가지를 먼저 체크해보자.

첫째, 우리는 무엇을 먹고 있는가? 식품첨가물, 설탕, 액상과당, 나쁜 지방, 화학물질, 중금속, 환경호르몬 등을 받아들이고 있지는 않은가?

둘째, 우리 몸의 해독기관인 간기능은 정상인가? 에스트로겐 우세증, 고 인슐린, 갑상선질환, 부신호르몬 분비 과다로 고통받고 있지는 않은가?

셋째, 혈액은 깨끗하고 혈액순환은 잘 되고 있는가?

넷째, 노폐물을 잘 배출하는가? 간, 장, 신장 등의 독소배출기관에 이상은 없는가?

다섯째, 마음의 독소인 스트레스가 빈번하게 발생하는가?

해독은 우리의 각 장기들에 쌓인 독소들을 모두 풀어주는 방법으로 진행해야 한다. 위장질환의 주요 요인으로 작용하는 위장운동 장애와 염증은 독소에 의해서 유발되므로 장, 간 해독을 위장치료와 병행하였을 때 치료효율이 높아진다. 간과 장, 신장은 해독기관의 핵심이기 때문에 이것을 강화하면 몸 안에 독소가 쌓이는 것을 막을 수 있다.

간 해독을 하면 지방소화에 필수적인 담즙분비가 원활하여 위장운동은 활발해지고, 위에 있던 음식물은 소화되며, 장운동을 촉진시

장기 해독

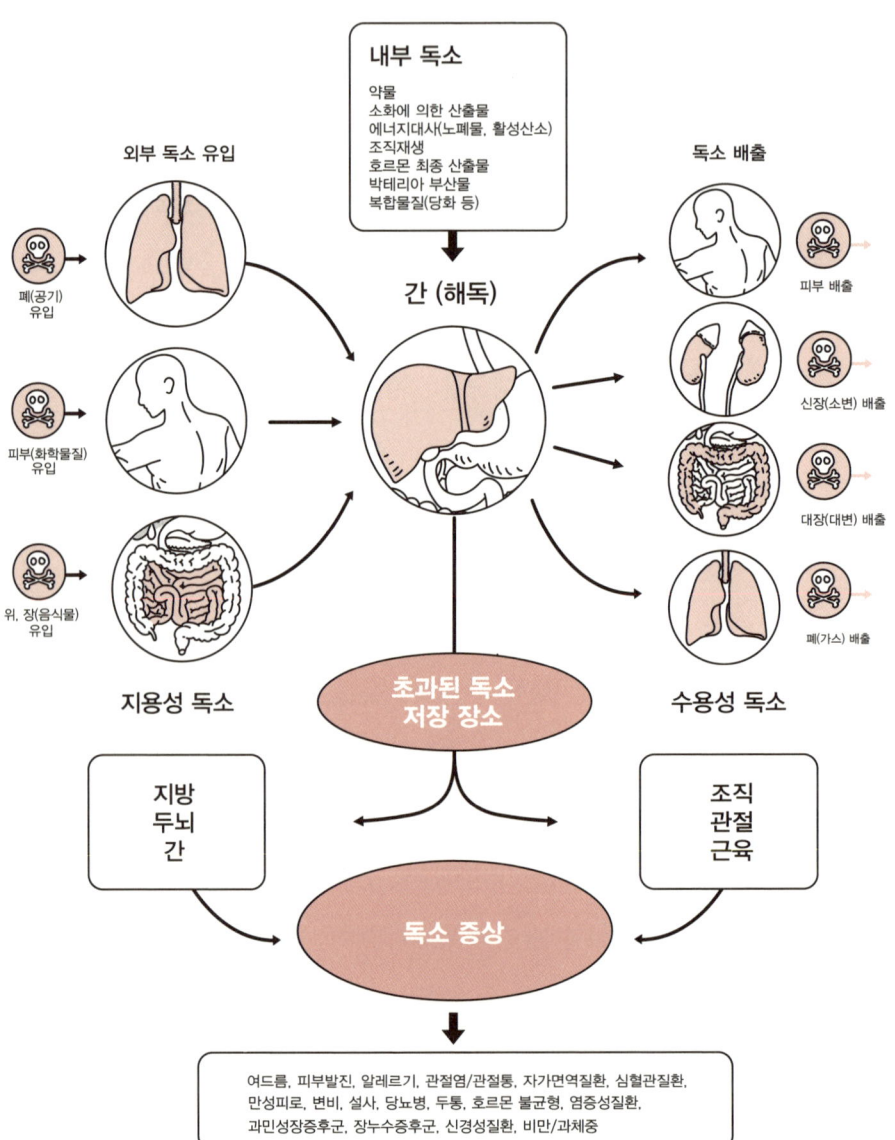

262

아픈 사람의 99%는 장누수다

내 몸의 장기들을 해독하면 어떤 일이 벌어질까?

장 해독	• 소화기관이 일을 잘할 수 있게 만든다. • 체중을 조절하여 비만을 예방한다. • 신속하게 손상된 장을 복구한다. • 과민성장증후군, 복통을 예방한다. • 장 염증 유발물질을 사전에 방어한다. • 비타민과 미네랄의 흡수를 향상시킨다.	• 변비/설사를 예방한다. • 대장암 위험성을 줄인다. • 생식력(임신)을 높여 준다. • 알레르기질환을 예방한다.
간 해독	• 건강한 피부를 만든다(아토피 예방). • 혈당을 조절한다. • 소화기능을 향상시킨다. • 생식기능을 향상시킨다. • 갑상선기능을 향상시킨다.	• 정신적 치유를 해준다. • 면역시스템을 강화시킨다. • 체중을 감소시킨다. • 건강한 모발을 만든다. • 담석을 제거한다.
신장 해독	• 혈압을 복원한다. • 체액을 조절한다. • 노폐물을 배출한다. • 감염을 예방한다. • 초과 나트륨을 제거한다.	• 산(pH)을 조절한다. • 적혈구 균형을 만든다. • 신장결석을 제거한다. • 호르몬을 분비한다. • 신장질환을 예방한다.

켜주어 배출이 원활해진다. 장 해독을 하면 장벽은 튼튼하게 강화되고 장내세균 균형이 이루어지면서 독소 생성은 억제되고, 장운동을 정상화시켜 변비, 설사, 과민성증후군, 염증성장질환 등의 질환을 치료할 수 있다. 나는 각 장기별로 해독할 수 있는 프로그램을 만들어, 주기적으로 실행할 것을 제안한다. 자, 그러면 각 장기별 해독과 프로그램을 살펴보자.

1. 장 해독

대장은 우리 몸에서 하수구 역할을 한다. 하수구가 막히면 세균이 득실득실하고 악취가 나듯이 독소로 인해 장이 제 기능을 못하면 우리의 장은 숙변으로 쌓이게 된다. 그러면 해로운 세균들이 번식하기 좋은 환경이 되어 늘어난 세균들이 건강을 위협하고 많은 질병을 만들어낸다. 따라서 정기적으로 장 해독을 해주는 것은 위장질환을 치료하는 데 매우 도움이 될 뿐만 아니라 장누수를 사전에 방지해준다. 장 해독은 소화기관이 더 효율적으로 일할 수 있게 만들어주면서 변비, 설사, 과민성대장증후군을 치료하고 예방해준다. 뿐만 아니라 비타민과 미네랄 흡수를 잘할 수 있게 만들어주고, 체중조절에도 도움이 되며, 비만을 예방하고 대장암의 위험을 줄여준다. 장 해독은 임신 확률을 높이고 손상된 장을 빠른 속도로 복구하며, 염증성 장질환을 치료하는 데에도 탁월한 역할을 한다. 자가면역질환과 알레르기 질환 예방과 치료에도 장 해독은 필수적이다.

  장 해독을 할 수 있는 프로그램으로 '청혈장'이 있다. 청혈장은 장에 있는 독소의 신속한 배출과 장누수에 직접적인 영향을 미치는 장내세균의 균형을 맞추기 위한 장 해독 프로그램이라 할 수 있다.

장 해독을 하면?

1. 덜 소화된 음식을 대사하여 소화를 돕는다.
2. 독소배출을 촉진한다.
3. 장세포벽을 안정화시키고 보호한다.
4. 비만과 대사증후군을 억제한다.
5. 건강한 면역반응을 만든다.
6. 염증을 완화시킨다.
7. 정신 건강을 강화시켜 불면, 우울, 자폐증, 발달장애를 개선한다.
8. 미네랄, 비타민 등의 영양흡수를 촉진한다.
9. 가바, 세로토닌 등의 신경전달물질을 생성한다.

2. 간 해독

　간에서 생산하는 담즙은 장에서 지방을 소화하는 역할을 하는데, 간기능이 좋아야 소화기능도 좋아진다. 담즙은 지방소화를 할 뿐만 아니라 장운동을 촉진하여 배출을 원활하게 해준다. 또한 세균에 대한 살균기능도 있어 유해균의 증식을 막으면서 장내세균 균형을 만드는 데도 관여한다. 인체의 방어막인 장이 손상되면 장누수로 인해 외부에서 들어온 많은 독소들이 배출되지 않고 우리 몸의 순환계로 들어오게 된다. 또한 몸 안에서 생성되는 내부독소인 대사 노폐물과 독소들, 스트레스 호르몬, 성호르몬들도 사용이 끝나면 독소로 작용하기 때문에 이를 몸 밖으로 내보내야 한다. 간에서 이 일을 담당하기 때문에 간은 항상 건강한 상태를 유지해야 하는 것이다. 매일 독소들과 싸우는 간의 기능을 정상으로 유지하고 소화가 잘 이루어지기 위해서는 정기적으로 간 해독을 해주어야 하는데, 나는 '건간환'이라는 프로그램으로 간 해독을 제안한다. 건간환은 간의 기능을 회복해서 몸의 전체적인 밸런스를 바로잡고 독소가 축적되는 악순환을 막아주는 해독 프로그램이다.

간 해독을 하면?

1. 강력한 살균작용을 통해 혈액순환 및 혈액정화를 돕는다.
2. 항산화작용을 한다.
3. 간기능을 강화하고 간세포의 재생을 촉진한다.
4. 소화기능을 향상시킨다.
5. 기억력을 향상시킨다.
6. 고혈압과 동맥경화를 예방한다.
7. 장운동을 촉진하여 배설능력을 강화한다.
8. 피로개선의 효과가 있다.
9. 위장, 비장, 뼈를 튼튼하게 하고 신장을 보호한다.

3. 신장 해독

신장은 우리 몸에 쌓인 노폐물을 소변으로 빼내는 역할을 한다. 혈액 속의 물과 전해질의 비율을 적절하게 조절하고, 혈류량을 조절해 혈압을 조절한다. 또한 호르몬을 분비하는 기능을 하며 비타민 D를 활성화시켜 장에서 칼슘을 섭취하게 만든다. 산소를 운반하는 적혈구의 생산여부도 신장이 조절할 정도로 24시간 동안 쉴 새 없이 돌아가는 주요 장기 중 하나인 셈이다. 여기에 독소가 쌓이면 노폐물이 배출되지 않아 결석, 통풍이 오고 체액을 유지하기 힘들어 부종이 발생한다. 전해질 균형기능을 상실하면 고혈압이 발생하고 비타민 D의 합성이 어려워 면역기능이 저하된다. 신장 해독 프로그램인 '청혈수'는 우리 몸의 필터링 역할을 담당하는 신장을 해독함으로써 혈액을 정화하고 장누수를 막아준다.

신장 해독을 하면?

1. 혈액 내 활성산소(염증)를 제거한다.
2. 혈액을 정화한다.
3. 이뇨작용을 돕는다.
4. 몸의 삼투압을 조절한다.
5. 적혈구를 생산해 빈혈 증세를 완화한다.
6. 노화를 방지한다.
7. 지질과산화/단백질과산화/당과산화를 억제한다.
8. 혈관 및 혈액 건강을 강화한다.
9. 간 독소 제거 및 신장기능을 강화한다.
10. 체내 중금속을 제거한다.

이렇게 프로그램을 통해 각 장기들을 회복시켜주는 것이 장누수 치료의 1단계다. 장누수로 인해 우리 몸 조직과 장기에 쌓인 독소들을 내보내고 해독기관들이 독소를 잘 분해하여 독소를 잘 내보낼 수 있도록 세포의 해독기능을 복구시켜주는 것만으로도 장누수를 치료하는 데 많은 도움이 된다. 필자는 비만 환자들을 치료할 때 당장 살을 빼기 위한 식이나 운동을 제안하기 이전에 몸의 각 장기가 체중을 조절할 수 있는 정상 기능을 회복하도록 하는 것을 우선으로 삼는다. 장누수의 치료도 마찬가지로 무너진 장벽이 복구되고 우리 몸에 더 이상 독소와 염증이 생기지 않을 수 있도록 하는 데 초점을 맞춘 치료이기 때문에, 가장 먼저 우리의 장기가 제대로 돌아가도록 해독을 해주어야 하는 것이다. 마지막으로 프로그램 외에 매일 실천할 수 있는 10가지 해독 습관은 아래와 같다. 아래 쓰인 내용대로 매일 실천하면서 더 이상 독소가 쌓이지 않는 몸으로 만들어보자.

내 몸을 해독하는 매일 습관 10

1. 좋은 물을 마셔라.
2. 항염증 식이를 섭취하라.
3. 간헐적 단식을 하라.
4. 규칙적으로 운동하라.
5. 야채주스를 마셔라. → 녹색 잎, 색깔 있는 야채, 십자화과 야채(양배추, 케일, 꽃양배추, 시금치, 브로콜리 등) 등으로 주스를 만들면 도움이 된다.

6. 원적외선 사우나를 사용하라.

7. 수면의 질을 높여라.

8. 필수지방산을 섭취하라.(오메가3, 오메가6의 균형 섭취(1:1))

9. 장운동성을 향상시켜라. → 장 해독(유산균 섭취)

10. 고품질의 해독시스템을 사용하라. → 전신 해독

2단계. 소화기능 정상화(Replace)

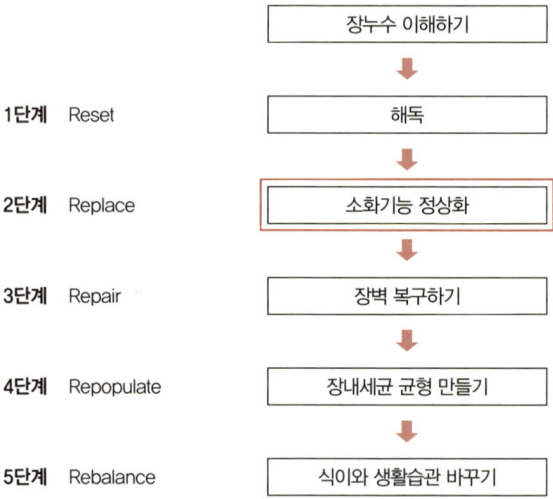

어쩌면 모든 질병의 시작은 소화장애에서 시작된다고 볼 수 있다. 장누수도 소화장애에서 유발되는 경우가 더 많다. 소화를 정상화시키는 것은 장누수 치료뿐만 아니라 자가면역질환, 염증질환, 만성피로, 만성통증 등 다른 만성질환을 예방하는 지름길이다. 우리는 앞에서 '소화가 잘 안 된다'는 것이 단순히 음식물이 잘 분해되고 배출되지 않는 문제가 아니라 장누수가 일어나고 있다는 중요한 신호라는 사실을 이야기했다. 스트레스와 과식, 야식, 급식 등의 잘못된 식습관들은 위산이나 담즙 등의 소화액 분비와 장운동을 저하시켜 장누수를 만든다. 따라서 소화장애를 가지고 있다면 장누수 치료 이전에 소화기능을 정상화시키는 치료부터 해야 한다.

이처럼 소화기능 정상화가 장누수 치료에 핵심이 되는 이유를 조금 더 자세히 살펴보자.

첫째, 장벽을 복구하는 데 필요한 영양소를 흡수한다.

장누수란 우리 몸을 보호하고 있는 장벽이 무너지는 현상으로, 무너진 장벽을 재생, 복구하기 위해서는 여러 영양소가 필요하다. 우리 몸으로 들어온 음식 중 필요한 영양소를 흡수하는 것도 소화의 역할이기 때문에 궁극적으로 장누수를 치료하는 데 있어 소화기능을 정상화시키는 것은 필수적이다. 또한 음식은 그 자체가 장을 자극하고 염증을 유발하기 때문에, 그것을 최소화시키기 위해서라도 좋은 음식을 먹고 음식물을 완전히 분해하고 소화시키는 작업이 이루어져야 한다.

둘째, 위에서 분비되는 위산이 살균작용을 한다.

위에서 분비되는 위산은 음식물을 소화할 뿐 아니라 장운동 등 여러 기능을 담당하는데, 그중 매우 중요한 것이 바로 '살균'이다. 위산은 음식을 통해 들어온 세균, 바이러스, 곰팡이, 기생충 등을 제거한다. 만약 위산분비가 저하되어 살균 기능이 떨어지면 음식을 통해 들어온 유해균들이 그대로 장으로 내려가 장벽을 자극하고, 부패와 발효를 일으켜 계속해서 장을 손상시킨다. 이처럼 위산분비 저하가 장누수를 유발하기 때문에 위산이 정상 분비될 수 있도록 오래 씹어 먹는 식습관과 식이조절, 그리고 스트레스를 덜 받는 환경으로 변화하려는 노력을 해야 한다.

셋째, 장운동이 원활하게 이루어진다.

소화가 잘 된다는 것은 장운동이 원활하다는 의미와 같고, 이는 곧 위산과 소화효소들도 정상적으로 분비되고 있다는 의미와 같다. 또한 장내세균들도 안정적으로 균형을 이루고 있을 가능성이 높으므로, 장벽을 자극하고 손상시킬 위험성이 그만큼 줄어든다.

이처럼 소화가 잘 된다는 것은 우리 몸이 장누수가 일어나지 않는 환경으로 잘 만들어져 있다는 의미와 같다. 소화기능을 정상화시키기 위해서는 식사 습관이 매우 중요하다. 먼저 식사를 시작하기 전에 3분 정도 명상을 하여 인체를 부교감신경 우위 환경으로 조성해 뇌에서 소화를 시작할 수 있도록 준비한다. 식사가 시작되면 음식을 최대한 꼭꼭(20회 이상) 씹어 먹고, 국물에 말아서 급하게 먹지 않으며, 식사 중에 물 마시는 것을 최소화한다. 식사가 끝난 후에는 명상을 하거나 밖으로 나가 천천히 30분 정도 걸으면서 산책을 한다. 무엇보다 식사 전후에는 스트레스를 받지 않도록 해서 위산이 정상적으로 분비되고 장운동이 원활해질 수 있도록 하는 게 중요하다.

3단계. 장벽 복구하기(Recovery)

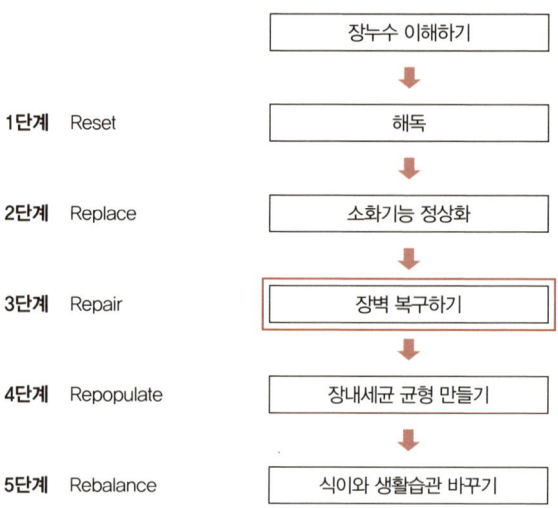

이제 세 번째 단계인 '장벽 복구'로 넘어가보자. 사실, 장누수 치료에 있어 가장 중요한 것이 바로 장벽을 복구하는 단계다. 다른 단계는 개인적 노력이 많이 요구되지만, 이 단계에서는 치료에 대한 명확한 이해와 전문가의 조언이 더욱 중요시된다. 필자는 장벽을 복구하기 위해 각 체질별 진단 후 장누수 유형에 따라 한약을 처방한다. 장벽을 빨리 복구하기 위해서는 본브로스(사골)를 먹는 것이 좋다. 더불어 유산균의 섭취로 장내세균 환경을 정상적으로 회복해주고, 면역시스템도 균형을 잡아주어 정상적으로 작동할 수 있도록 만들어야 한다. 그럼 먼저 한방적으로는 어떤 진단과 처방이 들어가는지 살펴보자.

한방으로 치료하는 장누수

장누수를 치료하기 위해서는 개인의 노력과 함께 전문의의 가이드도 필요하다. 여기에서는 간단히 한의학적으로 바라본 장누수와 그 치료법에 대해 말해보려고 한다. 장누수를 한의학적으로 보면 '허증'과 '실증'으로 나눌 수 있다. 허증은 병이 만성화되어 기능이 침쇠한 경우로, 몸이 허약한 사람들에 해당한다. 실증은 병이 오래되지 않은 경우, 혹은 병은 오래 됐지만 체력이 좋은 경우에 해당한다. 이 둘은 또 다시 세부적으로 나누어 치료할 수 있다.

허증

❶ 비허증

소화기가 허약한(위장의 기능이 떨어진) 사람으로 대변이 묽거나 소화되지 않은 변이 나온다. 때로는 변비가 된다. 식욕이 부진하고 무기력하거나 쉽게 피로해진다.

약으로는 삼령백출산가감을 쓰고, 침으로는 비수, 위수, 공손혈에 자침한다.

❷ 양허증

손발이 차고 배도 차면서 추위를 많이 탄다. 새벽에 배가 아프거나 설사가 나는 경우가 많고, 혹 변비가 되기도 한다.

사신환가감을 쓰고, 침으로는 중환, 천추, 관원, 기해, 족삼리혈에 침이나 뜸을 뜬다. 이때 왕뜸을 떠도 좋다.

❸ 음허증

음혈이 부족하여 대변이 단단해 염소똥 같은 변을 보는데 보기가 매우 힘들며, 입에 갈증이 있고 식욕이 부진하다.

윤장탕을 쓰고, 침으로는 좌수도, 좌외수도, 좌귀래혈에 침을 놓는다.

실증

❶ 장한증

장이 차서 오는 증상으로, 대변이 대체로 묽고 배가 아프고 배에서

물소리가 심하게 난다. 식욕이 떨어지고 추위를 많이 탄다.

곽향정기산가감을 쓰며, 침으로는 중완, 천추, 족삼리, 신수, 명문혈에 자침한다.

❷ 장열증

장에 열이 많아서 생기는 증상으로 배가 자주 아프며, 배가 아프면 급박한 설사가 나타난다. 대변은 황갈색이 많고 냄새가 독하다.

갈근황연황금탕가감을 쓰고, 침으로는 대추방혈후, 곡지, 내정혈에 자침한다.

❸ 기체증

복통, 복명, 설사, 혹은 변비가 되거나 변비, 설사가 교대한다. 기분이 안 좋으면 이 증상은 악화된다.

통사요방을 쓰고, 간수, 양릉천, 행간혈에 자침한다.

❹ 식체증(체기)

복부가 창만하고 식후에 복통이 있고, 대변에서 계란 썩은 냄새가 난다. 소화불량, 잦은 트림, 신물, 속쓰림이 있다.

지실도체환을 쓰고, 중완, 상렴, 하렴혈에 자침한다.

허증과 실증이 있는 사람들은 기본적으로 담적과 장 관리를 같이 해주면 더욱 효과적이다. 한약의 처방에 더해 필요하다면 영양 보충제를 섭취할 수 있는데, 본브로스인 사골과 L-글루타민이 좋은 예다. 장누수가 있는 사람은 대부분 위산분비와 효소 생산에 문제가 있기 때문에 항상 장벽에 자극을 받는다. 이때 보충제를 섭취함으로써 위산분비와 효소생산을 도와 장벽이 얇아지는 것을 막을 수 있다. 그러면 이제 각 보충제의 효능과 섭취방법을 알아보자.

본브로스

우리가 흔히 '사골국물'이라고 하는 본브로스는 소, 양, 닭, 오리, 가금류, 생선의 뼈를 오랫동안 끓여 만든 국물을 말한다. 국물에다 당근, 양파, 셀러리, 마늘 등의 야채와 허브를 곁들여 끓여주면 좋은데 국이 다 끓으면 뼈와 야채는 버리고 국물만 마시면 된다. 이 국물에는 비타민, 미네랄, 아미노산, 콜라겐, 젤라틴, 항산화제, 칼슘, 마그네슘 등의 영양소가 풍부해 인체 전반에 도움을 주는데, 특히 손상된 장벽을 복구하는 데 매우 탁월하다. 본브로스가 장누수와 자가면역 질환 치료에 필수적으로 등장을 하는 것도 이 때문이다. 본브로스는 장내 거주하는 유해균을 살균하여 장내세균의 균형을 유지하는 데도 도움을 주기 때문에 장벽을 보호하기 위해서는 본브로스를 꼭 챙겨 먹기를 권장한다. 단, 재료 구입 시 오염되지 않은 제품을 구입할 것을 권장한다.

본브로스 내에는 특별한 아미노산 2개가 있는데, 바로 프롤린과 글리신이다. 이 둘은 필수 아미노산은 아니지만 인체 치유에 필요한 물질로써 창상치유뿐 아니라 염증과 감염으로 인한 혈관벽 조직 손상에도 필요하다. 프롤린은 음식의 단백질에서 분해되어 우리 몸의 건강한 근육세포를 만드는 데 사용된다. 글리신은 소장내 세균과다증식(SIBO)으로 인해 생긴 염증을 줄여주고 염증을 유발하는 면역세포의 활동도 줄여준다. 더불어 위산을 분비하고 담즙산 합성을 조절해 소화를 정상화시키는 데에도 도움을 준다. 또한 우리 몸에서 해독을 하는 데 핵심 물질이 되는 글루타치온을 생산하는 데 관여해 해독기능을 높이는 데에도 영향을 준다.

본브로스에는 콜라겐과 아미노산이 풍부해 손상된 장벽을 복구하는 이외에도 몸의 여러 부분에 긍정적인 영향을 미친다. 장뿐 아니라 전신의 염증까지 완화시켜주는 항염증 음식이며, 몸 속 노폐물과 독소를 몸 밖으로 배출시켜 해독기능을 향상시키고 비타민과 미네랄의 흡수를 도와 중금속이 몸 안에 쌓이는 것을 막아준다. 또한 본브로스에 함유된 젤라틴은 체중감량을 돕고, 그 안에 있는 단백질이 혈당조절과 호르몬의 균형을 맞추어준다. 뼈 건강을 향상시키며 관절 건강에도 도움을 준다. 본브로스에 많이 들어 있는 글라이신은 수면을 도와주며, 뇌기능을 향상시킨다. 또한 체내에 축적되는 셀룰라이트를 줄여주고 콜라겐은 주름을 개선시킨다. 염증, 호흡기 감염과 싸우는 데도 탁월하다.

장을 달래고 소화작용을 도와주는 본브로스는 장누수 치료를 시작할 때 함께 시작한다. '사골' 하면 밥을 말아 먹는 국으로 생각하는 경우가 많은데, 공복 또는 보온병에 보관해 다니면서 차처럼 자주 마셔주는 것이 장누수 치료에는 많은 도움이 된다.

L-글루타민

본브로스와 더불어 L-글루타민은 장누수 치유에서 매우 중요하다. L-글루타민은 '장누수 억제제'라 이야기할 만큼 무너진 장벽을 재생, 복구시키는데 핵심적인 역할을 한다. L-글루타민은 장세포뿐 아니라 면역세포의 에너지원으로도 사용되기 때문에 면역 조절에도 효과가 좋다. 따라서 L-글루타민을 소화하는 데 문제가 없는 사람이라면 권장량보다 많이 섭취하는 메가도스 섭취를 권장한다. 치료 시작 3일 간은 하루에 20g을 섭취하고 이후에는 10g씩 섭취하면 장세포가 재생되고 장벽의 타이트결합이 원활하게 복구된다. 또한 면역기능을 좌우하는 세포막의 TRL 수용체(장세포와 면역세포의 유해균을 감지하는 장치)의 기능을 향상시켜 유해균을 제거해 감염의 위험성을 줄여준다. 더불어 면역조절 능력이 향상되면서 자가면역이나 알레르기 등을 예방할 수 있다.

L-글루타민은 단백질 파우더, 콩, 고기, 생선, 닭고기, 유제품 그리고 물론 글루타민 보충 식품에 들어 있는데, L-글루타민을 섭취할 경우, 장벽을 코팅해 여러 자극제들로부터 방어막으로 작용한다. 장벽이 보호되면 장세포들은 점액 생산과 sIgA 항체로 장벽기능이 정상화되고, 장세포 간 타이트결합도 더욱 강화된다.

유산균(프로바이오틱스)

유산균은 섭취되어 장에 도달하였을 때에 장내 환경에 유익한 작용을 하는 균주를 말한다. 즉, 장에 도달하여 장 점막에 정착하게 되면 유산균은 젖산을 생성하여 장내 환경을 산성으로 만든다. 산성 환경에서 견디지 못하는 유해균들은 그 수가 감소하게 되고 산성에서 생육이 잘 되는 유익균들은 더욱 증식하게 되어 장내 환경을 건강하게 만들어주는 것이다.

장내세균은 다양한 종으로 유익균과 유해균 비율을 85% 대 15%로 조성하는 것이 매우 중요하다. 너무 많지도 너무 적지도 않게 장내세균 수를 유지하는 것 또한 매우 중요하다. 유산균을 섭취하면 장내세균의 다양성을 확보하고 유익균, 유해균의 비율과 수의 균형을 유지할 수 있다. 장내세균의 구성이 정상화되면 장벽 보호기능이 강화되어 장벽이 튼튼해지기 때문에 장누수 치료에 필수적이라 볼 수 있다. 장에 각종 유해균이 서식하게 되면 비만, 당뇨병 등의 대사증후군을 발생시킬 수 있지만 장에 유해균이 아닌 유익균을 기르게 되면, 유익균은 사람의 건강과 면역기능에 이로움을 줄 수 있다. 유산균은 유익균으로 우리 몸의 장 속에 주로 서식하며 면역력을 높이고 인체 대사에 큰 역할을 한다. 유익균은 인체의 면역시스템을 조절하기도 하고 장세포의 호르몬 분비에 관여하여 비만을 만들기도 한다. 또 장-뇌축을 통해 뇌의 신경전달물질을 조절하면서 인체의 기분과 감정 그리고 식욕까지도 조절한다.

여러 발효식품 등을 통해 유산균을 섭취할 수 있지만 여의치 않을 경우에는 유산균 보충제를 섭취할 수 있다. 유산균은 젖산균이라 불리는 락토바실러스와 비피도박테리아 군으로 1900년대부터 주목을 받기 시작했는데, 락토바실러스를 먹으면 독성을 만들어내는 유해균을 줄일 수 있고 건강수명을 늘릴 수 있기 때문에 권장된다. 살아있는 균으로 체내에 들어가 유익균의 작용을 하는 유산균을 유산균의 먹이인 프리바이오틱스와 함께 먹어주면 효과가 좋다. 단, 프리바이오틱스를 공급하기 전에는 반드시 장벽을 복구하는 3단계 치료에 먼저 집중해야 한다. 따라서 장복구 치료가 시작된 지 2주 후부터 프리바이오틱스를 섭취하는 것이 좋다.

단쇄포화지방산

우리 장 속에는 수백 수천만의 미생물이 살고 있다. 이 미생물들은 우리가 섭취하는 음식물로부터 영양분을 얻고, 우리 몸의 면역체계를 관리하여 건강을 유지하는 등 많은 일을 담당하고 있다. 우리 장의 미생물이 어떤 종류로 구성되는지는 유전자뿐 아니라 우리의 식생활, 음주, 운동, 약물 등 생활 요인에 의해 영향 받기도 한다. 장 속의 미생물은 우리가 음식물을 섭취할 때 그 영양소로부터 신진대사를 일으켜 성장하기 때문에 우리의 식습관과 생활습관은 장내 미생물의 종류를 형성하는 데 결정적인 역할을 한다.

장내 미생물의 가장 중요한 업무 중 하나는 우리가 소화하지 못한 식이섬유 같은 탄수화물을 분해해 단쇄포화지방산으로 만드는 것이다. 포화지방산에는 그들의 지방사슬(fat chain)의 길이에 따라서 짧은 사슬(단쇄), 중간사슬(중쇄), 및 긴사슬(장쇄)의 세 가지 종류로 나뉜다. 이중 좋은 포화지방인 단쇄포화지방은 장내세균의 대사로 인해 발생되는데, 에너지를 위한 연료의 공급원이 된다. 단쇄포화지방산은 장내부가 '발효'하면서 생겨난다. 장의 발효 상태란 유익균 같은 장내

세균이 식이섬유 등의 탄수화물을 먹었을 때 대사산물을 만들어 내는 현상을 말한다.

단쇄포화지방산은 아세트산, 프로피온산, 부티르산이라는 탄소 수 6개 이하의 유기산으로 된 포화지방산을 말한다. 이들은 수용성 식이섬유나 전분 당질의 발효로 생기는 물질인데, 단쇄포화지방산을 만드는 주체가 바로 장내세균의 유익균과 기회균이다. 이들 단쇄포화지방산은 면역력을 높이고 장 건강은 물론 인체 건강을 유지하고 향상시키는 대단히 중요한 역할을 한다. 또한 단쇄포화지방산은 교감신경 수용체를 활성화시켜 음식 섭취 후 에너지가 과잉되었을 경우 에너지 소비를 증대시키고, 그 과정을 통해 생체 내 대사 균형을 조절한다.

발효로 생긴 단쇄포화지방산의 95%는 대장 점막으로 흡수돼 에너지원으로 사용되고 모든 소화관과 전신에 있는 장기의 점막 상피세포를 형성하고 증식을 책임진다. 단쇄포화지방산이 없으면 장벽기능을 제대로 유지할 수 없고, 부족하면 장 점막간에 틈이 생겨 누수가 일어나면서 세균을 비롯한 독소들이 몸속으로 침입하기 쉬워진다. 단쇄포화지방산에는 점액을 분비시키는 작용까지 있어서 부족하면 위액이나 장액, 췌장액, 담즙이 제대로 분비되지 않는다. 위에 점액이 부족하면 위벽에서 나오는 강력한 염산에 금세 구멍이 뚫려버린다. 침이나 눈물, 콧물 같은 체액도 단쇄포화지방산에 의해 만들어진다.

더불어 단쇄포화지방산은 세포 내 미토콘드리아에도 작용해 에너지의 활성화를 촉진한다. 또 장의 ph를 내려서 약산성으로 만듦으로써 유해균이 번식하지 못하도록 살균력을 높이기도 한다. 단쇄포화지방산 가운데 '부티산'이라는 것은 항암 효과까지 있어 대장암을 방지하기도 한다. 단쇄포화지방산은 인체와 뇌를 분리하는 혈뇌장벽의 기능 또한 향상시킨다. 단쇄포화지방산이 장에서 충분히 생산되면 혈뇌장벽의 무결성을 조절하여 두뇌 손상을 막을 수 있기 때문에 이는 다양한 두뇌질환의 치료법으로도 사용된다.

단쇄포화지방산은 인체의 면역력 향상에도 기여하지만 더 중요한 기능은 바로 면역조절 기능이다. 알레르기나 자가면역 같은 면역세포의 과잉 반응은 단쇄포화지방산에 의해 억제되므로, 단쇄포화지방산은 면역력의 균형을 조절하여 알레르기나 자가면역의 증상을 완화시킬 수도 있다. 크론병이나 궤양성 대장염 등의 대표적인 만성염증 질환도 단쇄포화지방산에 의해 면역반응이 억제되면서 장의 염증이 줄어들게 된다. 따라서 단쇄포화지방산이 잘 생산될 수 있도록 조절하는 것이 장누수 치유에 매우 중요하다.

4단계. 장내세균 균형 만들기(Repopulate)

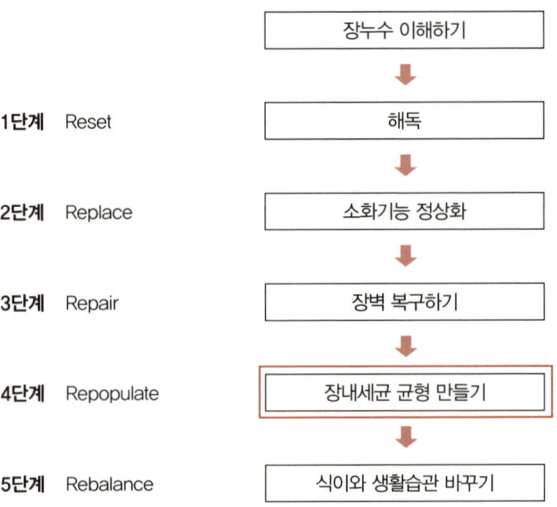

장세포 재생을 포함하여 장벽을 복구하기 위해서는 장내세균 영향이 크게 작용한다. 불균형된 장내세균의 균형을 만들어주는 것은 장누수 치료에 매우 중요하다. 이미 무너진 장내세균을 정상으로 회복하는 데는 많은 시간이 필요하다. 단순히 유산균만 먹어서 회복되는 경우는 그리 많지 않다. 음식이 장내세균들의 분포 구성을 결정하는 데에 60% 정도를 차지한다고 한다. 따라서 장내세균의 균형을 회복하는 데 있어서 식이는 매우 중요하다. 고설탕, 고지방 식이 및 알코올은 장내세균 균형을 무너뜨리는 주요인으로 작용하기 때문에 반드시 피해줘야 하며, 유산균 섭취와 함께 유익균의 먹이인 식이섬유를 같이 공급해주는 것이 좋다. 스트레스나 알코올 그리고 수면장애 등의 식습관과 생활습관 등도 크게 좌우하기에 먼저 장누수에 대한 정확한 이해가 필요하다. 장누수를 만드는 원인들과 과정을 이해했을 때 이 치료 과정은 수월해진다.

우리의 건강을 좌우하는 장내세균의 균형

장내세균은 우리 몸에서 매우 중요한 역할을 하고 있다. 무엇보다 장내세균의 종이 얼마나 다양한지, 유익균과 유해균의 균형이 잘 잡혀 있는지, 적정수를 초과하거나 부족하지는 않은지 등이 우리의 건강을 크게 좌우한다. 이에 따라 우리에게 질병이 생길 수도 있고, 살이 찌거나 마를 수도 있으며, 기분이 좋기도 하고 나쁘기도 한다. 장내세균의 역할에 대해서는 계속해서 설명했으나, 다시 한 번 정리해보면 우선 음식으로부터 더 많은 에너지를 추출하게 돕고 비타민 B나 K와 같은 영양소를 생산한다. 비타민 K는 세포로부터 에너지를 생산하고, 신경전달물질(세라토닌, 도파민, 가바) 생산에 도움을 준다. 또한 비타민 B는 혈관염증을 예방하고 뼈를 튼튼하게 해 골다공증을 예방한다. 면역시스템을 강화하며 해로운 균으로부터 장을 보호한다. 또 담즙산을 처리해 장운동을 도와주어 변비와 설사를 막아준다. 독소와 발암물질을 해독하고 특히 뇌에 영향을 미쳐 기분과 식욕 및 인지능력에까지 영향을 미친다. 또한 뇌, 코, 생식기, 기도, 피부 등의 장벽 기능에도 영향을 미친다.

이렇게 다양한 역할을 담당하는 장내세균의 변화에 가장 크게 영향을 주는 것은 바로 음식이다. 사실, 음식은 장에 존재하는 미생물 종의 변화에 약 60% 정도 책임을 진다. 그래서 올바른 식이(주로 섬유질이 많이 함유된 식품 콩류, 통곡물, 야채, 과일, 견과류)를 하면 유익균이 성장하는 반면 유해균의 성장은 억제된다. 반대로 부족한 식이섬유 섭취, 오메가6 과다 섭취, 오염된 육류나 포화지방의 과다 섭취, 낮은 비타민 D 섭취, 설탕과 가공식품 등은 모두 장에 있는 세균이 유익균에서 유해균으로 변화하게 되므로 악성 물질 때문에 염증이 발생될 수 있다. 따라서 장내세균의 균형을 맞추려면 식이에 변화를 주는 게 매우 중요하다. 오염되지 않은 신선한 야채와 과일, 해산물의 섭취를 늘리고 설탕, 가공식품, 포화지방과 트랜스지방을 줄이면 며칠 내로 유익균의 다양성과 수가 증가한다. 또 오메가3 보충제 섭취는 몇 주 만에 유익균의 수를 회복하게 해준다. 생활습관도 매우 중요하게 작용하는데, 수면결핍과 만성스트레스, 좌식생활, 그리고 과도한 운동 등은 장내세균 다양성에 부정적으로 작용한다. 따라서 활동적인 삶과 적절한 수면, 스트레스 관리는 다양한 장내세균 환경을 만드는 데 핵심적이다.

장내세균의 균형을 맞추는 데 있어서 식이, 생활습관의 변화와 더불어 유산균을 섭취해주는 방법을 적극 권장한다. 유산균은 유익균을 늘리고 소화기능을 향상시킬 뿐 아니라 면역시스템의 균형을 바로잡아준다. 또한 감염과 싸우고 인지기능, 기분 향상에도 매우 효과적이다. 스트레스에 저항하며 비만, 당뇨2형의 치료에도 상당한 영향을 끼친다.

보통 사람은 태어날 때 산모의 영향으로 인해 1년 동안 자신만의 독특한 장내세균 구성이 완성된다. 이때 유익균이 얼마나 다양하게 구성되는지가 장 건강뿐 아니라 비만, 대사 등 인체 건강에 전반적으로 영향을 준다. 보통 장내세균 불균형이 되었을 때 장누수가 나타나는데, 크게 4가지 유형으로 나눌 수 있다.

1. 장내세균의 수가 정상보다 과할 때
2. 장내세균의 수가 정상보다 적을 때
3. 유익균보다 유해균이 더 많은 상황일 때
4. 대장에 있어야 할 세균들이 장운동의 저하로 인해 소장으로 이동했을 때

1번을 제외한 경우, 유산균 공급이 장누수 치료에 도움이 된다. 1번의 경우는 오히려 유산균의 공급을 늦춰주는 것이 좋다. 과다한 세균을 먼저 줄인 후 서서히 유산균을 늘려주어야 하기 때문이다. 장내세균은 인체의 에너지대사, 영양, 생리적 기전, 기분·감정 조절, 인지기능, 면역작용에 모두 관여한다. 장내세균의 다양성이 부족할 경우 위장질환뿐 아니라 전신에서 발생하는 만성질환에 상당히 깊이 관여한다는 연구결과도 속속 발표되고 있다. 한 예로, 식욕이 촉진되는 것도 장내세균과 관련이 있어서 장내세균이 어떻게 구성되어 있는가에 따라 비만이 될 수 있다. 가끔 식이조절을 잘하고 운동도 열심히 했는데 살이 안 빠진다고 호소하는 경우가 있는데 장내세균의 불균형이 영향을 미쳤을 가능성이 매우 높다.

5단계. 식이와 생활습관 바꾸기(Refresh)

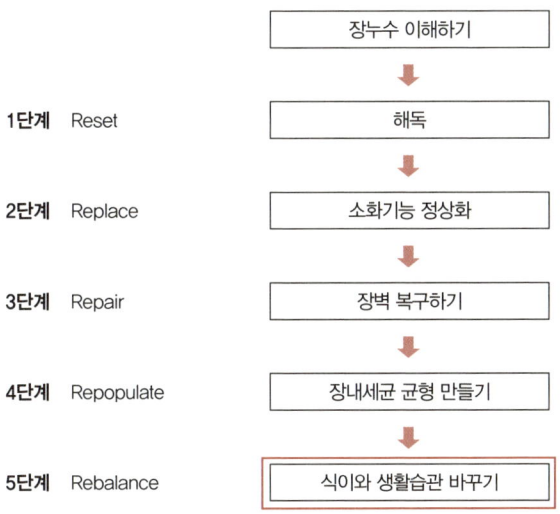

아무리 용하다는 명의를 만나도 환자 스스로 노력하지 않으면 결코 병은 치유되지 않는다. 장누수는 각 단계별 치료가 모두 중요하지만, 무엇보다 평소 생활습관과 식이를 바꾸지 않으면 계속해서 재발할 수밖에 없으므로 이 부분을 개선하는 데 집중해야 한다. 마지막 5단계에서는 장누수를 치료하기 위해 어떤 음식을 먹어야 하고 어떤 음식을 피해야 하는지, 그리고 평소 장을 건강하게 관리할 수 있는 생활습관에는 무엇이 있는지 살펴볼 것이다. 여기에 소개되는 내용을 잘 실천해서 장누수 치료뿐 아니라 몸의 전체적인 밸런스를 바로잡고 질병을 예방할 수 있게 되기를 바란다.

음식만 바꾸어도 몸이 달라진다

현대인은 서구화된 식생활과 일상이 되어버린 외식문화와, 편리하다는 이유로 자주 찾게 되는 패스트푸드와 가공식품으로 인해 건강에 많은 문제가 생기고 있다. 음식과 건강이 밀접한 관계라는 것은 누구나 알고 있을 정도로 중요한 사실이다. 그러나 우리의 입맛은 이미 '잘못된 입맛'이 되어버렸다. 입으로 들어가는 그 순간만을 위해 사용되는 설탕과 소금, 그리고 향신료들. 거기에 혀의 감각까지 마비시키는 감미료와 방부제로 인해 우리는 건강에 좋은 음식만을 먹겠다는 결심과 다짐을 지키지 못한다. 하지만 장누수 치료에 있어 스스로 할 수 있는 가장 쉬운 방법은 '식이'를 변화시키는 것이다. 음식만 바꾸어도 우리의 몸이 확연히 달라지는 것을 느낄 수 있다.

그렇다면 장누수 치료에 표준이 되는 식이가 있을까? 종종 '장 건강에 좋은 음식'이라고 떠도는 글을 볼 때가 있는데, 장누수 치료에 표준 식이는 없다고 보는 것이 맞다. 사실, 음식은 사람에 따라 다르게 반응하고 특정 음식 성분에 대해 사람마다 한두 가지의 소화효소 생산 및 분비에 어려움이 있기 때문에 제대로 된 장누수 치료를 받기 위해서는 전문가의 도움을 받아야 한다.

대신, 필자는 이번 장에서 누구나 장누수에 도움을 받을 수 있는 일반적인 관점에서의 식이를 소개해보려고 한다. 필자는 장누수를 치료할 때 기본적으로 팔레오 식이와 함께 저 포드맵(FODMAP) 식이를 권장한다. 아마 팔레오 식이에 대해서는 들어본 적이 있을 것이다. 일종의 '구석기 식단'으로 장벽에 손상을 주는 음식을 배제하는 걸 원칙으로 하는 식단을 말한다. 야채, 과일을 비롯해 좋은 지방을 섭취하고 기존에 먹던 고기를 목초를 먹고 자란 유기농 육류로 바꾸고 자연산 생선을 섭취하는 방식이다. 또한 설탕, 가공, 정제된 음식과 음료를 배제한 자연식과 더불어 유제품 또한 기존 것이 아닌 발효된 것을 식단으로 권한다. 팔레오식 자체가 항염증, 항산화 식이이고 장벽 손상을 최소화하는 식이기 때문에 이번 장에서는 팔레오식이와 저포드맵 식이에 대해 좀 더 구체적으로 설명하려고 한다.

더불어 염증을 줄이는 음식을 먹는 것도 장누수 치료에 도움이 된다. 오메가3와 오메가6의 불포화지방산 균형 섭취는 염증을 줄이는 데 매우 탁월하다. 오메가3는 염증을 줄이고, 오메가6는 염증을 증가시키므로 둘의 비율을 1:1로 섭취해서 균형을 맞춰준다. 이와 함께 인체의 모든 장기와 호르몬이 정상 기능을 할 수 있도록 염증을 조절하는 항산화제와 비타민, 미네랄이 풍부한 식물을 섭취하는 게 좋다. 식이섬유와 다양한 색깔의 야채, 짙은 녹색잎 야채, 십자화과 야채를 매일 먹어주고 베리류 등의 과일을 먹어주면 항산화제와 비타민, 미네랄을 채워줄 수 있다.

장누수를 유발시키는 식이(피해야 할 식이)

1. 글루텐 → 타이트결합 손상 및 열기(조뉼린) → 장누수 유발
2. 알코올 → 장 세균 불균형 유도와 장세포 타이결합 열기 → 장누수 유발
3. GMO 음식 → 장 세균 불균형 유도와 장벽기능 약화
4. 설탕, 가공식품 → 장 세균 불균형 유도(유해균 과다 증식)와 염증 유발
5. 식물성 오일식(오메가6) 과다 섭취 → 장내 염증 유발
6. 유화제 → 장벽 방어기능을 약화시키고 직접적으로 장누수를 만든다.
7. 고지방식이(포화지방, 트랜스지방) 등 → 장세균 불균형 유발로 다량의 LPS 독소 생산
8. 수돗물에 있는 염소도 장누수를 유발할 수 있기에 반드시 피하는 것이 좋다.

(참조: 렉틴과 가지류는 체질에 따라 손상 여부가 다르기 때문에 전문의와 상의하여 섭취하는 것이 좋다)

팔레오 식이

앞에서도 이야기했듯 장누수 치료 식이에 정답은 없다고 본다. 사람마다 대사과정과 효소분비 여부가 다르기 때문에 자기에 맞는 식이원칙을 찾는 것이 좋다. 하지만 개인이 찾기에는 어려운 점이 많기에 전문가의 도움을 받거나 아니면 필자가 보기에 제일 무난한 식이요법인 팔레오식이와 저 포드맵 식이를 추천한다. 그럼 여기서 추천하는 팔레오 식이와 저 포드맵 식이에 대해서 조금 더 구체적으로 알아보자.

먼저, 팔레오 식이는 다음 10가지 원칙을 따라야 한다.

첫째, 인간이 만든 가공식품보다 자연이 주는 음식을 선택하라.

현대인들은 가공식품에 길들여져 있다. 각종 가공, 정제식품과 인공감미료, 조미료, 방부제, 살충제, 제초제, 호르몬, 항생제 등은 가급적 먹지 않는다. 대신 자연 그대로인 음식을 섭취한다.

둘째, 우리 몸을 치유하는 지방을 섭취하라.

식물성 오일(대표적으로 식용류)에 함유된 오메가6는 염증을 유발하기 때문에 이것이 함유된 음식 섭취를 줄이고, 지방을 태우고 뇌기능과 에너지 수준을 향상시키는 건강한 지방, 즉 오메가3를 섭취한다.

들기름, 유기농 아보카도유, 코코넛 제품을 충분히 섭취하는 것도 도움이 된다.

셋째, 설탕(액상과당) 섭취를 줄여라.

대부분의 가공식품에는 설탕, 액상과당이 들어 있다. 설탕을 줄여 인슐린 수치를 낮추고, 당분 높은 과일을 최소화해야 한다. 옥수수과당, 정제설탕, 시럽 등에서 얻는 단맛을 버리고 자연에서 얻은 꿀로 대체하는 게 좋다.

넷째, 질 좋은 고기를 먹어라.

가둬진 채 사료를 먹고 자란 육류는 염증을 유발하고 질병에 걸리기 쉽다. 이런 동물들은 심장질환, 암, 만성통증, 비만에 걸리기 쉽다. 반면 자유롭게 방목해 키운 육류는 먹는 사람을 건강하게 만든다. 이렇게 키운 육류는 오메가3을 포함해 건강한 단백질과 지방을 제공한다.

다섯째, 가능하면 발효식품과 발효음료를 섭취하라.

발효음료에는 프로바이오틱스, 효소, 유기산 등이 풍부해 건강한 장을 만들어준다. 생치즈, 목초를 먹고 자란 동물로부터 생산된 요거

트, 버터 등의 유제품이 좋으며, 김치, 피클 등 발효된 여러 종류의 채소 많이 섭취하면 좋다. 발효음료에는 코코넛 주스, 홍차, 사과식초산, 레몬수 등이 있다.

여섯째, (오염 되지 않은) 바다에서 나는 것 중 나쁜 것은 없다.

생선에는 건강한 동물성 단백질이 육류보다 훨씬 풍부하다. 생선 기름에는 불포화지방산이 풍부해 혈액순환이 개선되는 효과를 볼 수 있다. 단, 양식어류는 가급적 피하며, 수은과 중금속에 중독되었을 수 있으므로 대형 어종은 피해야 한다.

일곱째, 식물성이라는 이름표에 속지 마라.

콩기름, 옥수수유, 캐놀라유 등 불포화지방산이 많은 식물성 오일은 먹지 않는다. 단, 압착 공법으로 짜낸 엑스트라버진 올리브 오일은 추천한다. 그러나 열을 가하면 변성이 된다는 점에 유의하자. 열을 가하는 요리에는 코코넛버터와 아마씨유를 소량 사용하면 좋다.

여덟째, 동물의 내장과 부산물에 숨은 미량영양소에 주목하라.

목초 먹고 자란 동물의 간, 골수, 뇌, 피 같은 고기의 부산물에는 미량영양소와 불포화지방산이 풍부하다.

아홉째, 탄수화물도 섭취하라. 단, 곡물을 피하라.

 탄수화물도 섭취하되 밀, 보리, 호밀 등의 곡물(녹말)은 줄이는 게 좋다. 쌀은 평상시 먹던 양에서 50%로 줄여 먹고, 식이섬유를 주로 섭취한다. 말린 과일은 당분은 높고 포만감이 적어 조금만 먹는 것이 좋다.

열 번째, 달걀은 OK! 우유는 NO!

 달걀 등의 알류는 인류의 단백질 보충원이 되어왔다. 달걀은 유정란을 선택하되 달걀 알레르기가 있다면 피하는 게 좋다. 우유는 가능한 한 피하되 발효유인 케피어 등은 괜찮다.

 팔레오 식이를 할 때 반드시 피해야 할 음식들은 아래의 표에 있는 것을 참고하면 도움이 될 것이다.

반드시 피해야 할 것들

1. 밀가루, 글루텐, 곡물, 유제품 등 장을 자극하고 소화하기 힘든 음식은 피하라.
   - 최소 한 달 동안 모든 곡류와 콩류 섭취 중단하기
2. 모든 설탕과 가공식품, 유제품을 버려라.
   - 단, 장 친화적인 유제품은 제외
3. 모든 알코올을 끊어라.
   - 한 달 동안 알코올을 끊되 장이 약한 사람은 맥주는 평생 안 먹는 게 좋다. 먹더라도 글루텐 프리 맥주, 레드와인을 마시고, 꼭 술을 마셔야 한다면 유산균을 충분히 섭취
4. 약물을 피하라.
   - NSAIDs 계통의 약, 항생제 과다, 제산제 등을 피하고, 불가피하게 먹어야 한다면 유산균을 충분히 보충
5. 장이 회복될 때까지 모닝커피를 피하라.
   - 커피는 장벽을 자극하기 때문에 공복에는 피하고, 허브차 마시기
6. 식물성 오일을 피하라.
   - 오메가6가 과다되면 염증이 생기므로 식물성 오일은 균형 있게 섭취
7. 영양소를 매우 적게 공급하는 음식을 피하라.
   - 장을 자극하는 가공식, 염증을 유발하는 정제된 음식 등
8. 염증을 유발하는 음식을 피하라.
   - 식품첨가물, 식물성 오일, 설탕(액상과당) 줄이기
9. 알레르기 유발 음식을 피하라.
   - 각종 알레르기를 유발하는 음식은 가급적 삼가

저 포드맵 식이

팔레오 식이와 함께 꼭 권장하는 저 포드맵 식이는 조금 생소할 수 있다.

우선, '포드맵(FODMAP)'이란 식이 탄수화물의 일종으로, 장에서 잘 흡수되지 않고 남아서 발효되는 올리고당, 이당류, 단당류, 폴리올을 의미한다. 특히 소장내 세균과다증식(SIBO)인 경우에는 더욱 필수적이다.

포드맵 식이란?

FODMAP 포드맵

F	Fermentable	발효당
O	Oligosaccharide	올리고당
D	Disaccharides	이당류
M	Monosaccharides	단당류
A	And	
P	Polyols	당알코올

저포드맵 식이는 위에 열거한 6가지의 섭취를 줄이는 것을 의미하는데, 조금 더 쉽게 표로 설명하면 피해야 할 음식과, 저포드맵에 적합한 음식을 다음과 같이 정리할 수 있다.

저포드맵 식이에 적합한 음식 vs. 피해야 할 음식

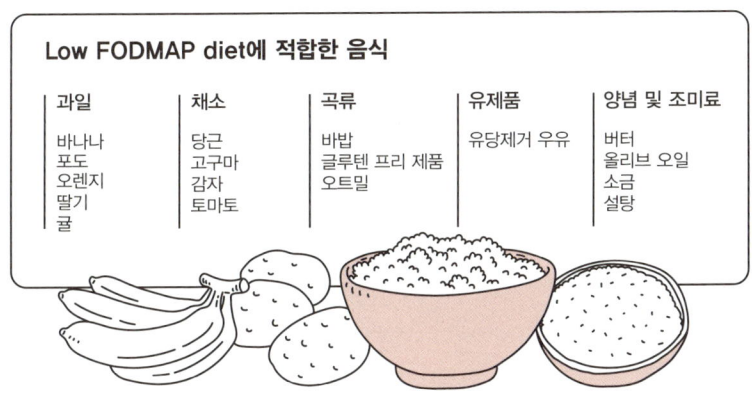

Low FODMAP diet에 적합한 음식

과일	채소	곡류	유제품	양념 및 조미료
바나나 포도 오렌지 딸기 귤	당근 고구마 감자 토마토	쌀밥 글루텐 프리 제품 오트밀	유당제거 우유	버터 올리브 오일 소금 설탕

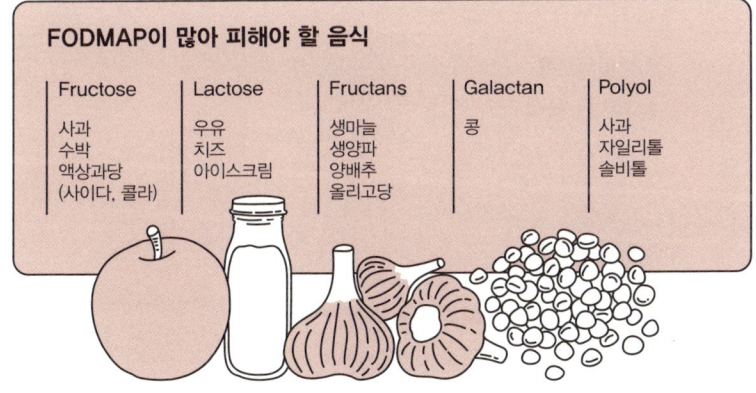

FODMAP이 많아 피해야 할 음식

Fructose	Lactose	Fructans	Galactan	Polyol
사과 수박 액상과당 (사이다, 콜라)	우유 치즈 아이스크림	생마늘 생양파 양배추 올리고당	콩	사과 자일리톨 솔비톨

피해야 할 식이

소화불량 환자들은 특정 음식에 의해 증상이 악화되거나 완화되는 경험을 하기 때문에, 어떤 음식을 먹고 어떤 음식을 피해야 하는지를 아는 게 매우 중요하다. 고지방식이를 할 경우에는 반드시 식이섬유와 유산균을 동시에 섭취해야 장의 손상과 염증발생을 예방할 수 있다. 장누수 치료는 장벽의 손상 정도와 장내세균의 환경 및 유전적 소인에 따라 6개월 또는 그 이상의 시간이 걸릴 수도 있는데, 아래 표를 참고해 평소 식이에 반영하여 스스로 장누수 치료를 실천할 수 있도록 해보자.

타이트결합을 여는 음식	• 렉틴(Agglutinins) • 글루텐(Prolamins) • 알코올
장 상피세포를 손상시키는 음식	• 렉틴 • 글루텐 • 알카로이드(Alkaloid)
장내세균 불균형을 유발하는 음식	• 알코올 • 과다 설탕 및 탄수화물 섭취 • 오메가6 과다 섭취 • 소화효소 억제제 • 유화제

장이 완전히 회복될 때까지는 곡물, 콩류, 유제품, 가지류(장을 자극, 자가면역 유발), 가공식품에 있는 식품첨가물(장을 자극), 식물성오일(염증 유발), 정제설탕(염증 유발) 등이 들어 있는 음식을 금하는 것이 좋다. 어떤 사람의 경우에는 달걀의 흰자위를, 또 어떤 사람의 경우에는 견과류 섭취를 피해야 한다. 장누수가 있거나 혹 의심되는 사람들은 장누수를 치유하는 데 도움이 되는 특정 영양소를 잘 살펴보고, 이를 보완해주기 위해 노력해야 한다. 장누수는 특정 영양소의 결핍에 의해서도 발생할 수 있기 때문이다.

장 복구에 필요한 영양소

1. 비타민 A: 생선, 간, 갑각류에 풍부 – 장벽건강 유지와 항체생산(sIgA) 면역력 증진
2. 비타민 D: 생선, 간, 버섯에 풍부 – 면역조절 및 균형
3. 아연: 굴, 육류, 가금류에 풍부 – 면역시스템 기능 향상, 소화기능 향상
4. DHA and EPA(long-chain omega-3 fatty acids): 생선, 갑각류, 해조류에 풍부 – 항염증기능
5. 중쇄포화지방산(MCTs): 코코넛 오일, 팜 오일에 풍부 – 장벽복구, 장세포 에너지원, 항미생물 작용
6. 글리신(Glycine): 본브로스와 육류에 풍부한 아미노산 – 장 타이트결합 복구

7. 글루타민(Glutamine): 생선, 가금류, 육류에 풍부한 아미노산 – 손상된 장벽복구, TLR 기능 향상(장 미생물 인지)
8. 트립토판: 갑각류, 가금류, 생선에 풍부한 아미노산 – 면역기능과 신경전달물질 생산 조절
9. 코엔자임 Q10(CoQ10): 지방산, 육류에 풍부 – 항산화 기능 증진
10. 수용성 식이섬유: 뿌리채소, 과일, 십자화과 야채에 풍부 – 장내세균 조절, 장벽기능 강화, 장운동 늦춤(설사에 도움)
11. 불용성 식이섬유: 셀러리, 십자화과 야채, 녹색 잎 야채에 풍부 – 장내세균 조절, 장벽기능 강화, 장운동 촉진(변비에 좋음)
12. 플라보노이드(Flavonoids): 베리류, 십자화과, 녹색 잎 야채에 풍부 – 항산화 기능, 항염증 기능

음식은 장내세균을 구성하는 데 가장 큰 영향을 미친다. 그래서 올바른 식이를 하면 상당 부분 좋은 효과를 볼 수 있다. 물론, 장누수가 어느 정도 진행이 된 상태인지, 자신이 특정 음식에 대해 어떤 반응을 가지고 있는지, 체질이 어떠한지 등은 전문가를 통해 진단 받고 식이와 함께 처방을 받는다면 효과는 극대화될 것이다. 자, 이제 음식만큼이나 중요한 생활습관으로 가보자. 식이의 변화와 더불어 사소하지만 매번 반복되고 있는 생활습관들을 바꿈으로써 장누수 치료의 효과를 볼 수 있다. 앞에서도 이야기했듯 환자의 의지는 매우 중

요하므로, 앞으로 이야기하는 내용 중 자신에게 해당하는 부분이 있다면 최대한 빨리 개선해서 건강한 몸을 회복할 수 있도록 하자.

장이 좋아하는 생활습관

생활습관을 바꾸는 일은 우리 몸의 모든 부분과 관련이 있을 정도로 중요하다. 규칙적인 식사, 적절한 운동, 수면습관 등은 단순히 장누수 치료뿐 아니라 모든 병의 치료에 필수적인 부분이다. 하지만 많은 사람들이 이를 쉽게 생각하고 실천하지 않거나 '언젠가 시작해야지.' 하고 미루어두게 된다. 생활습관은 분명 장벽기능과 장내에 살고 있는 세균에 영향을 미치며 나아가 장누수를 유발하여 전신질환으로 이어지기 때문에 병의 예방과 치료를 위해서는 필수적이다. 지금부터라도 장벽과 장내세균에 영향을 주는 생활습관으로 과감하게 전환하여 건강을 지킬 수 있도록 해야 한다.

장의 건강을 위해서는 최소한 8시간 정도의 수면과 과하지 않은 정도의 활동, 그리고 스트레스의 관리가 매우 중요하다. 정상적인 생활은 바쁜 현대인들에게 매우 힘든 과제일 수 있다. 또한 "어떻게 스트레스를 안 받고 살 수 있나요?" 하고 말도 안 되는 소리라며 반문해오는 경우도 있다. 물론 맞는 말이다. 다만 바쁜 일정 속에서도 내 몸을 위해 우선순위를 정하여 수면과 휴식, 그리고 운동에 시간을 적당히 분배해 그 사이클에 생활을 맞춘다면 충분히 가능한 일이다. 스트레스도 마찬가지다. 누구나 일상 속에서 크고 작은 스트레스를 받지만 가능한 한 스트레스가 쌓이지 않는 환경을 만들기 위해 자신을 힘들게 하는 요소들을 제거할 수 있다. 또한 스트레스를 해소할 수 있는 자신만의 방법을 찾아야 한다. 그러지 않고 지속적으로 스트레스를 받는 상태로 방치한다면 생활 리듬이 완전히 망가지면서 몸의 전체적인 밸런스가 깨져버린다.

간헐적 단식은 장누수 치료에 매우 효과적으로 매일 12시간 단식(오후 7시 ~ 오전 7시)을 할 경우 손상된 장을 복구하고 재생하는 데 매우 효과적이다. 염증을 억제하고 면역기능도 높여 장 미생물의 균형을 회복하는 데도 효과적이다. 즉 장누수 치유에 중요한 2가지 요소인 장벽기능 향상과 장내세균의 균형 회복에 효과적으로 작용한다. 어떤 생활습관을 가지고 있는지는 장벽기능과 장내세균에 밀접한 영향을 미치므로, 장벽과 장내세균 모두에게 좋은 영향을 줄 수 있는 생활습관으로의 전환이 필요하다.

이번 장에서는 생활습관을 개선하기 위한 방법으로 총 4가지를 제안하려고 한다. 이 4가지는 인간이 살아가는 데 필수적인 활동이며,

너무 기본적이어서 오히려 간과하며 살아가는 것들이기도 하다. 그러나 이 4가지에 변화를 줌으로써 장누수를 극복하는 것은 물론, 몸 전체의 건강을 잡고 질병을 예방할 수 있다면 당신은 어떤 선택을 할 것인가.

뇌를 해독하는 유일한 방법, 수면

"잠을 잘 자는 게 그렇게 중요한가요?" "잘 시간에 다른 무언가를 하는 게 더 효율적이지 않을까요?" 이렇게 묻는 사람들이 있다. OECD 국가 중 잠 부족 국가 1위인 우리나라 사람의 질문답다. 물론 배움을 위해, 인간관계를 위해, 또 성공을 위해 잘 시간까지 아껴가며 열심히 달려가는 것은 무척 중요하다. 하지만 건강을 빼놓고 이 모든 이야기가 가능할까? 열심히 배우는 것도, 성공을 이루는 것도 우리 몸이 건강할 때에야 비로소 의미가 있어진다. 그리고 수면은 우리의 건강을 지키는 데 매우 중요한 역할을 한다. 좋은 음식, 좋은 약 등 다른 모든 걸 다 지키고도 수면을 제대로 취하지 못하면 그 효과는 절반으로 줄어들고 만다.

양질의 수면은 뇌기능 수명, 체력, 에너지 등 건강의 모든 국면을 개선하는 데 매우 중요한 요인으로 작용한다. 수면의 질이 낮거나 양이 줄면 심장병, 비만, 암에 걸리기 쉬워진다. 낮에는 활동을 하고 밤에는 잠을 자는 것은 가장 쉽고 당연한 일이지만, 현대인은 밤과 낮이 뒤바뀐 생활이 습관처럼 되는 경우가 많다. 이러한 생활은 건강을 해치며 단명의 지름길이 된다. 잠을 자는 동안 우리 몸에서는 심신을 치유하는 여러 작용들이 일어난다. 낮에 쌓인 젖산이 배출되며 피로를 해소해주며, 뇌에 축적된 노폐물들을 배출하고 손상된 세포와 조직들을 재생, 복구하여 몸을 재정비하는 시간을 갖는다. 따라서 잠을 못 자는 것 자체가 인체에는 스트레스로 작용되어 스트레스 호르몬(코르티솔)이 급증하는데, 이 코르티솔은 뇌 속에 기억을 담당하는 해마 신경세포를 파괴하여 치매로 이어지게 만들어 정상인에 비해 해마가 작은 불면증 환자의 치매율이 높은 이유다. 또한 인체 대사과정도 엉망으로 만들어 심혈관질환을 비롯하여 비만 대사증후군 등의 질환을 유발하기도 한다.

필자는 환자들이 찾아오면 가장 먼저 두 가지 질문을 던진다. 바로 "식사는 제대로 하십니까?"와 "잠은 푹 주무십니까?"이다. "어디가 아프냐?" 하는 질문만큼이나 이 두 질문은 중요하다. 장누수 치료를 위해 좋은 약을 먹고 음식으로 관리를 한다 하더라도 생체시계에 어긋나는 생활 패턴을 가지고 있다면 장의 재생, 복구는 힘들어진다. 수면 장애는 장누수를 유발하는 동시에 장누수 치료에도 엄청난 방해꾼이 된다.

아주 오래전 광고이지만 "미인은 잠꾸러기"라는 말이 굉장히 유행한 적이 있다. 잠을 자는 동안 우리 몸이 재생하는 많은 것들 중 피부도 포함되기 때문이다. 잠을 자면서 우리 몸에는 치유와 해독이 일어나는데, 자는 동안 치유호르몬인 멜라토닌이 뇌에서 분비되어 항산화, 항암작용 등의 면역작용을 한다. 또 새벽 1시~3시 사이에는 멜라토닌과 성장호르몬의 작용으로 손상된 신체를 복구, 재생하며 두뇌의 청소를 진행한다. 성장호르몬은 지방을 분해해서 세포와 조직을 복구시키고, 유전자 복구 재생 프로그램을 가동시켜 인체의 자연치유력을 극대화한다. 숙면을 취하는 사람들은 뇌의 성장인자 분비를 촉진해 뇌세포를 생성하고 뇌의 가소성도 변화시킨다. 이 경우 낮에 학습한 것들을 장기기억으로 저장하는 효과가 있기 때문에 학습효과를 극대화할 수 있다. 한창 배움의 시기에 있는 청소년들에게 수면이 중요한 이유다. 그리고 장누수에 있어 수면이 중요한 이유는 수면을 통해 뇌 해독이 이루어지기 때문이다. 뇌에 축적된 독소를 배출하는 뇌 해독은 수면 중에만 가능하다.

그런데 우리가 숙면을 취하지 못하는 이유는 뭘까? 어떤 사람들은 "잠 좀 자고 싶다"며 불면증의 어려움을 토로하고 또 어떤 사람들은 "자도 자도 피곤하다"며 질 낮은 숙면의 고통을 호소한다. 기본적으로 심리적인 스트레스가 많은 경우 수면을 취하기가 어렵다. 쉬운

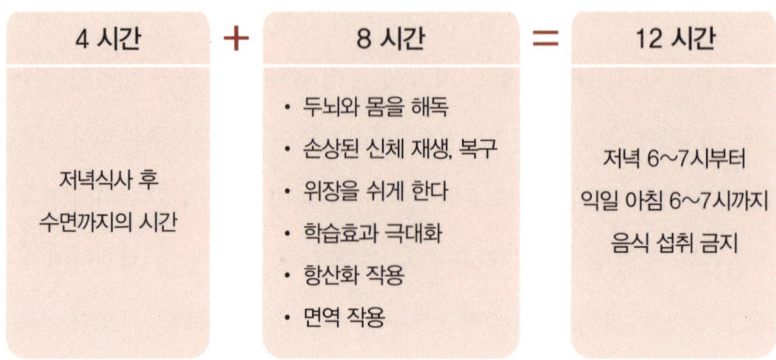

말로 신경 쓸 것이 많다거나 고민거리로 심리적 압박을 받을 때 잠이 쉽게 들기 힘들다. 또 장누수로 인해 뇌에 염증이 있을 경우에도 불면증이 일어난다. 따라서 수면에 장애가 있다면 간과 장의 해독을 통해 독소를 제거하고 염증을 치료해주어야 한다. 고압산소, 오메가3 섭취, 항산화제, 유산균을 섭취하는 것도 도움이 된다. 또한 하루 30분 이상 햇빛을 쏘이면서 비타민 D를 보충할 필요가 있다. 때때로 "잠을 못 자서 멍해요." 하는 사람들이 있는데 수면이 부족하면 집중력, 판단력, 기억력이 모두 흐려지고 뇌의 기능이 떨어지기 때문에 그럴 수 있다. 또 수면을 이루지 못하는 시간이 장기화되면 우울증이 오고 스트레스가 다시 발생하는 식으로 나쁜 사이클이 반복된다. 피부는 당연히 건조하거나 맑지 못하며, 몸의 면역기능도 저하되어 질병에 대한 저항력도 감소한다. 수면을 충분히 취할 수 있도록 식습관, 생활습관을 바꾸고 심각한 경우 반드시 전문가의 도움을 받아서 치료를 시작해야 할 것이다.

가장 좋은 수면 습관은 매일 7~8시간의 수면을 취하는 것이다. 우리 몸의 재생은 밤 11시 경부터 시작이 되므로 11시 이전에 잠자리에 들어 7~8시간의 수면을 취하되, 중간에 깨지 않는 것이 좋다.

내 몸의 리셋 버튼, 간헐적 단식

간헐적 단식은 곧 우리 몸에 리셋(Reset) 버튼을 누르는 것과 같다. 모든 기능을 원상태로 복구시켜주기 때문이다. 간헐적 단식이라고 하면 하루 혹은 그 이상 아무것도 먹지 않고 단식하는 것을 떠올리는데, 하루 중 12~16시간 동안 단식을 하는 것도 이에 해당한다. 매일 간헐적 단식을 실천하는 경우 저녁 7시부터 아침 7시까지(혹은 그 이상) 실천할 수 있는데, 매우 높은 효과를 볼 수 있다. 또 6시 이전에 저녁식사를 끝내고 아침까지 아무것도 먹지 않는 것도 간헐적 단식이 될 수 있는데, 이렇게 하면 인체는 밤에 위와 장을 쉬게 하고 손상된 부분을 자연치유하여 장누수 치료에 좋은 몸으로 만들어준다.

간헐적 단식을 하면 설탕에 대한 욕구가 줄어들면서 염증이 완화되고, 각종 호르몬의 민감성이 올라가 에너지를 효율적으로 사용할 수 있게 되며, 성장호르몬 분비를 촉진시켜 지방을 태우는 몸으로 변화된다. 그리고 깊고 질 높은 수면에 들 수 있도록 해준다. 또한 우리 몸의 자연치유를 촉진하는데, 리셋 버튼을 눌렀기 때문에 단식을 하는 시간 동안 몸이 유전자 복구기능을 향상시키고 항산화 작용으로 염증을 줄여준다. 간헐적 단식이 만성질환을 예방한다는 연구결과도 있다. 간헐적 단식을 실천하는 사람들 중에는 '머리가 맑아졌다'고 하는 사람들이 있는데, 장의 치유가 일어나면서 뇌의 집중력이 높아지기 때문에 그렇다. 그리고 다이어트를 하는 사람들이 매일 이 간헐적 단식을 실천하면 지방을 태워 체중을 줄이는 효과를 볼 수 있다. 또한 24시간 단식을 할 경우 남자는 2000%, 여자는 1300% 이상 성장호르몬이 증가된다는 보고도 있다.

간헐적 단식의 5가지 효과

1. 면역조절능력을 향상시킨다.
   - 면역시스템이 장내 세균수를 조절하여 면역조절의 훌륭한 조율자 역할을 한다. 즉, 몸 안의 염증성 사이토카인 분비(TNF-@, IL-6)를 조절한다.
2. 자가포식작용을 촉진한다.
   - 세포의 비정상 성장, 독소, 만성염증으로부터 두뇌와 조직을 보호한

다. 세포 내 바이러스와 기생충들을 제거하고, 암 발달을 억제하는 세포가 집을 청소하고 쓰레기를 재활용하는 셈이다.

3. 유전자 복구과정을 통해 조직재생을 촉진시킨다.
   - 성장호르몬이 조직재생과 치유에 관여하는데 24시간 동안 단식을 하면 남자의 성장호르몬 분비는 2000%, 여자는 1300% 증가한다. 또한 단식을 하는 기간 동안 중성지방을 사용하기 때문에 중성지방은 줄어들고 HDL는 증가하면서 혈당도 안정화된다.

4. 인슐린민감성을 촉진시킨다.
   - 음식 섭취가 줄어들면 세포막은 인슐린에 더 민감해진다. 반대로 음식섭취량이 많으면 세포가 스트레스를 피하기 위해 인슐린에 대해 덜 민감해지려고 한다. 이 결과로 인슐린이 증가하고 지방저장이 늘어나고 산화스트레스가 증가하며 결국 염증이 발생한다.

5. 만성질환을 줄여준다.
   - 암세포는 정상세포보다 인슐린수용체가 10~70배 더 많은데, 간헐적 단식은 암세포를 굶기고 활성산소에 대한 손상에 취약하게 만든다.

질병의 악순환을 막는, 스트레스 관리

대부분의 사람들이 스트레스는 무조건 '나쁘다'는 인식을 갖고 있지만 스트레스는 우리 인체에 유익한 작용을 하기도 한다. 스트레스로 인한 적당한 긴장감은 우리 몸이 성장하는 데 도움이 된다. 하지만 현대인들은 스트레스에 만성화되어 보통 스트레스의 유해 작용에 더 많이 노출되어 있다.

스트레스는 장누수를 직접 유발시키기도 하지만 장누수 치료를 더디게 만들기도 한다. 여기에 더해 위산 등 소화액 분비를 억제시켜 정상적인 소화를 방해하고 장운동도 저하시켜 장내세균 불균형도 유발한다. 과민성장증후군이 있는 사람은 스트레스에 매우 취약한데, 스트레스를 받을 때마다 변비, 설사 등의 장운동 변화와 팽만감, 장염증으로 인한 과민화로 복통을 겪게 된다.

따라서 스트레스에 어떻게 대처하느냐는 장누수 치료에 중요한 변수로 작용하게 된다. 스트레스는 나만의 관리법을 찾는 게 매우 중요하다. 요가, 명상, 심호흡, 적당한 운동, 음악감상, 대인관계 등 '이완요법'이라 불리는 여러 가지 방법 중 나와 가장 잘 맞는 것 하나를 선택하고 실천해보자. 주말에 자연을 벗삼아 시간을 보내는 것도 좋은 방법이다. 마사지나 온열요법 등도 자율신경을 조절하는 좋은 스트레스 대처법이다.

지금껏 진료를 해오며 스트레스로 인해 가장 두드러지게 나타난 질병 2가지가 바로 부신피로와 장누수였다. 부신피로와 장누수는 악순환 사이클을 만들어 계속해서 이 상태가 지속되기 때문에 매우 위험하다. 스트레스는 그 자체로도 장누수를 유발하기 때문에 그때그

때 자신만의 방법으로 해소해 인체가 스트레스 상태에 과다 노출되지 않도록 노력하자.

깨끗한 몸으로 젊음을 유지하게 해주는, 운동

규칙적으로 하는 운동이 얼마나 좋은지는 누구나 알고 있다. 바쁜 일상에 치어 가장 실천하기 힘든 것이 바로 운동이기도 하다. 그러나 매일 10분씩이라도 시간을 내어 간단한 스트레칭을 실천한 사람과 그렇지 않은 사람의 노화 상태를 보면 눈에 띄도록 차이가 난다고 하니 그 효과가 얼마나 엄청난지 알 수 있다. 운동을 하면 우리 몸에서 에너지를 만들어내는 공장인 미토콘드리아의 수와 기능이 향상되며 모세혈관이 생성된다. 무산소 운동은 근육을 만들어주고 유산소운동은 혈액순환을 촉진하며 독소와 노폐물이 배출되는 것을 도와준다. 그래서 오랫동안 유산소운동을 해온 사람들의 경우 피부가 맑고 혈액순환이 잘 되는 경우가 많다. 운동을 하면 체온이 상승되는 효과를 통해 면역력도 강화되고 체내 산소량도 증가한다. 운동을 하지 않는 사람보다 훨씬 숙면을 취할 수 있다는 장점도 있다. 스트레스를 많이 받을 때마다 운동을 통해 해소를 하는 사람들도 많은데, 실제로 운동을 하면 엔도르핀이 분비되어 기분의 변화도 느낄 수 있다. 또한 몸을 많이 움직이지 않는 사람에 비해 치매에 걸릴 확률도 훨씬 줄어드는데, 이는 운동을 통해 뇌세포의 기능이 강화되기 때문이다. 체중조절에도 당연히 도움이 된다.

"식사 전후 언제 운동을 하는 것이 좋나요?" 하는 질문을 많이 받는데, 식사 전후 운동은 모두 효과가 있다. 식사 전은 소화효소 분비를 위해, 식사 후는 소화를 원활하게 하는 데 도움이 된다. 무엇이든 과한 것은 안 하는 것보다 못하다고 했으므로, 운동은 무리하지 않는 선에서 가볍게 매일 지속할 수 있도록 하는 게 중요하다. 걷기, 산책하기 등이 좋은 예이며 수영도 많은 도움이 된다.

장누수 검사

'내가 지금 장누수 상태인가?'를 진단하기 위해서는 총 5가지에 대한 구체적인 검사를 진행해야 한다.

1. 장내세균 분석

만성질환의 근본 원인을 알기 위해서 꼭 필요한 검사 중 하나가 바로 장내세균 분석이다. 장내세균을 검사하면 나의 병이 왜 발생되었는지 알 수 있기 때문에 근본치료를 원하는 경우 필수적인 검사다. 질병을 만드는 장내세균 불균형의 유형은 다음 4가지다.

- 장내세균 수가 정상적인 수보다 많거나 적을 때
- 유익균과 유해균의 비율이 무너졌거나 (이상적인 비율은 85:15)
- 장내세균 종의 다양성이 부족하거나
- 장내세균이 장 이외에 다른 장기에 존재하는 경우

위 4가지 중에 하나라도 이상이 발생하면 질병이 발생될 가능성이 높아진다. 따라서 만성질환이 있다면 장내세균 검사를 해볼 것을 추천한다. 장내세균 검사를 하면 다음 6가지를 확인할 수 있다.

① 장내세균 비율(유익균 vs. 기회균 vs. 유해균)

장내에 존재하는 다양한 세균 중에서 유익균으로 잘 알려진 비피토박테리움(Bifidobacterium spp.), 락토바실러스(Lactobacillus spp.), 유해균인 클로스트리듐(Clostridium spp.) 그리고 기회균인 박테로이데스(Bacteroides spp.)의 비율을 확인하여 장내의 환경 및 건강상태를 확인할 수 있다.

② 장내 환경 구성(유익균 vs. 기회균 vs. 유해균)

균형이 잡힌 장내환경의 그래프와 현재 피검자의 장내환경 상태를 대조하여 관찰할 수 있다.

③ 장내세균 모니터링(유익균 vs. 기회균 vs. 유해균)

지속적인 모니터링을 통해 장내에 존재하는 유익균, 유해균 및 기회균의 구성 변화를 확인할 수 있다.

④ 장내세균 비율(유익균 vs. 유해균)

장내에 존재하는 다양한 세균 중에서 핵심이 되는 유익균인 비피토박테리움(Bifidobacterium spp.), 락토바실러스(Lactobacillus spp.)와 유해균인 클로스트리듐(Clostridium spp.)의 비율을 확인하여 장내의 환경 및 건강상태를 확인할 수 있다.

⑤ **장내세균 균체수**(유익균 & 유해균)

장내에 존재하는 유익균과 유해균의 균체수를 보여주며 지속적인 검사를 통한 장내세균 균체수의 변화를 확인할 수 있다.

⑥ **비만세균 구성 비율**(비만균 vs. 정상균)

장내에 존재하는 비만 조성 세균을 관찰함으로써 비만세균의 구성비율을 확인할 수 있다.

2. IgG(알레르기) 검사

음식물 알레르기란 특정 음식에 대한 과민반응으로, 보통 음식물은 몸으로 들어와 영양분이 되지만 일부 사람들의 경우 면역시스템이 침입자로 판단하여 과도한 면역반응을 일으킬 때 발생한다. 증상은 급성 또는 만성으로 나타날 수 있으며 증상도 다양하다. 만성알레르기 IgG 반응을 보이는 사람들은 대부분 소화에 문제가 있는 경우가 많다. 제대로 소화를 못하다 보니 덜 소화된 음식 조각들에 의해 항체반응이 일어나는 것이다. 이렇게 소화가 잘 안 되는 사람은 장까지 나쁜 영향을 미치는데, 장을 손상시켜 이미 장누수가 발생된 경우라고 볼 수 있다.

IgG 검사는 단 한 번의 항체검사로 알레르기를 일으키는 222가지 원인 음식을 찾을 수 있다. 음식물 알레르기와 연관된 항체는 급성반응을 보이는 IgE 항체 반응으로 장운동 변화, 복통 등의 위장증상뿐만 아니라 아토피, 비염, 천식, 두드러기, 피로, 두통, 생리불순 등 전신질환을 유발한다. 만성적인 증상을 나타내는 IgG 항체 반응은 전신에서 자가면역질환, 두뇌질환, 피부질환, 여성질환, 간기능 저하, 만성피로, 만성통증, 갑상선질환 등의 만성질환을 유발한다.

보통 사람들이 "알레르기 검사를 꼭 해야 하나요?"라고 묻곤 하는데, 생각보다 많은 사람들이 자신도 모르는 자가면역질환, 알레르기 질환을 앓고 있다. 자가면역 치료 원칙에서 가장 중요한 것은 먼저

만성 알레르기(IgG) 222종 검사	급성 알레르기(IgE)
• 주로 음식에 의해 유발 • 식후 3일 이내 지연 반응 • 전신에서 만성질환을 만듦 • 어린이, 성인 모두 발생 • 원인을 찾기 어려워 IgG 검사 도움이 필요	• 진드기, 먼지, 꽃가루, 음식, 약물 등의 원인 • 노출 후 30분~2시간 이내 반응 • 코, 피부, 폐, 위장, 눈에 증상이 나타남 • 주로 어린이가 대상 • 자각증상과 IgE 검사로 판단

항원*을 정확히 인지하는 것이다. 또한 알레르기 검사를 통해 자신이 장누수 상태인지를 확인할 수 있고, 불필요하거나 비효율적인 약물 치료를 피할 수 있다. 특히 어떤 음식을 먹어야 하고 어떤 음식을 피해야 하는지 잘 몰라서 마음 편히 음식을 먹기가 두렵거나 만성질환을 앓고 있다면 정확한 원인 파악을 위해 만성알레르기 검사를 받을 필요가 있다.

3. 유기산 검사

유기산 검사는 질병을 진단하는 검사가 아니다. 소변검사를 통해 나온 대사산물을 토대로, 환자의 생화학 균형에 대한 정보를 탐색하여 비타민 및 호르몬 대사 에너지 순환 기능, 장벽의 상호작용, 신경전달물질대사 산물 및 근육기능의 지표를 보여주는 검사다. 뿐만 아니라 인체의 에너지 생산 과정의 중간대사물을 이용하여 에너지 생산 경로의 이상을 파악하고, 효율적인 에너지 생산이 가능하도록 치료할 수 있게 하는 보조 검사다. 도대체 내 몸에서 무슨 일이 벌어지고 있는지 정확히 알 때 질병치료도 쉬워지고 질병도 예방할 수 있다. 유기산 검사는 내 몸에서 필요한 것이 무엇이고 부족한 것이 무

---

* 면역학에서 항원은 숙주 개체 내에서 (항체를 생성하기 위한) 면역반응을 유도할 수 있는 분자.

엇인지 또 과다한 것은 무엇인지와 몸 안에서 무슨 일이 벌어지고 있는지 알 수 있게 해준다.

유기산 검사로 알 수 있는 사항들

- 장내세균 이상 증식: 인체 면역력에 중요한 장내세균 균형도를 체크한다.
- 장내세균 대사산물: 인체의 대사에 어떤 영향을 주고 염증발생 여부를 체크한다.
- 에너지 생산 능력: 미토콘트리아에서 에너지를 생산하는 경로의 이상을 체크한다(만성피로 무기력 등 체크).
- 지방산 대사 이상: 지방산을 원료로 에너지를 생산하는 경로의 이상을 체크한다.
- 탄수화물 대사 이상: 탄수화물에서 에너지를 생산하는 경로의 이상을 체크한다.
- 유해균 대사산물: 유해균의 과다 증식을 체크하고 암모니아 같은 독소와 장 손상을 체크한다.
- 신경전달물질 대사 지표: 세로토닌, 도파민, 노르아드레날린 등 신경전달물질의 균형과 활성을 체크한다.
- 비타민 B 복합군 지표: 인체 대사에 필수적인 비타민 B군의 불균형을 체크한다.
- 곰팡이균 대사산물: 곰팡이균의 과다 증식을 체크한다.
- 산화스트레스와 항산화지표: 만성질환의 원인이 되는 활성산소에 대한

인체의 대응능력을 체크한다.
- 해독 지표: 인체 에너지 대사과정에서 발생되는 독성물질에 대한 해독능력을 체크한다(간 해독 1, 2단계 체크).
- 메틸화 조효소 지표: 인체 대사물질을 활성화시키는 비타민 B12, B6, 엽산의 결핍을 체크한다. 아미노산과 지방산 대사 효소를 체크한다.

4. 조눌린 검사

장벽을 여는 조눌린의 양을 체크하는 검사로 혈중 조눌린의 수치로 확인할 수 있다. 조눌린 수치가 높다면 이미 장누수가 진행되었다는 의미이며, 이는 곧 뇌의 방어장벽인 혈뇌장벽도 조만간 손상될 수 있다는 의미이기도 하다.

5. 락툴로스 검사

락툴로스와 만니톨은 소화기관에서 소화할 수 없는 당분자다. 만니톨은 작은 당분자로 장을 통하여 쉽게 흡수될 수 있는 반면에 락툴로스는 만니톨보다 10배는 더 큰 당분자라서 장이 건강한 상황이면 쉽게 흡수되지 않는다. 만약 장이 손상되어 누수가 발생된 상태라면 락툴로스도 쉽게 몸 안으로 들어올 수 있게 된다. 이 둘의 비율을 소변검사를 통하여 체크하면 장누수의 정도를 파악할 수 있다.

에필로그

당신이 오래도록 건강하면 좋겠습니다

　옛날에도 지금도 '아픈' 사람은 여전히 많습니다. 하지만 예와 지금 달라진 게 있다면 현대 의학의 발달로 그 원인이 어디에 있는지를 짚어내는 일이 좀 더 쉬워졌다는 것입니다. 그럼에도 여전히 병원에 사람들이 넘쳐나는 것은 무엇 때문일까요. 아무리 현대의학이 발달해도 여전히 병명을 알 수 없는 질환들이 많이 있기 때문입니다. 원인을 모르면 치료법을 찾아낼 수 없기에, 고통 받는 환자들은 그저 지푸라기라도 잡는 심정으로 이 병원 저 병원을 전전하게 됩니다.

　이 책은 그렇게 '원인 모를 질병'으로 시달리는 많은 사람들에게

답의 방향을 제시하고자 쓰게 되었습니다. 지난 몇 년 동안 다양한 연구 자료와 임상 사례들을 모으고 다시 살펴보면서 의사라는 직업이 얼마나 중요한지 다시 한 번 생각해보게 되었습니다. 수많은 환자들이 건강을 되찾는 모습을 보면서, 인간에게 건강이란 단순히 몸이 아프지 않는 것이 아니라 정상적인 삶을 영위하는 것과 직결되는구나, 하는 것을 여실히 깨달았습니다. 돈이 아무리 많은 사람도, 명예가 있는 사람도, 결국 건강 앞에서는 속수무책이 되는 모습을 보면서 말입니다.

그 속도에는 개개인마다 차이가 있겠지만, 원인을 제대로 알고 본인의 노력과 함께 전문가의 도움을 받는다면 병은 치유될 수 있습니다. 완치가 될 수 없는 병이라 하더라도 최소한 통증을 줄이고 더 이상 병이 진행되지 않도록 하며 삶의 질을 높여줄 수도 있습니다. 그러나 가장 안타까운 것은 사람들이 내 몸이 보내는 신호를 무시하거나, 작은 생활습관이나 식습관을 대수롭잖게 생각하며 병을 키워나간다는 사실입니다. 또 막상 저를 찾아온 사람조차도 자신은 "아무 문제가 없다."고 말하며 건강에 대해 안일하게 생각하고 대처한다는 것입니다. '이러다 말겠지.' 하다 병을 키우는 경우도 참 많습니다.

중요한 것은 질병치료의 주체는 환자 자신이 되어야 하고, 환자는

'내가 걸린 병이 무엇이며 어떻게 발생했을까'에 대해 잘 알고 있어야 한다는 사실입니다. 제대로 알지 못하면 제대로 치료할 수 없고, 모른다면 시작도 할 수 없기 때문입니다. 필자는 이 책을 통해 사람들의 생각에 조금은 변화가 일어나기를 바랍니다. 내 몸의 고통이 어디서부터 시작되었으며, 치료를 위해 어떤 노력을 해야 하는지 알 수 있는 계기가 되었으면 좋겠습니다.

이 책을 만드는 긴 시간 동안 도움을 준 가족과 여러 주변 의료인들에게 깊은 감사를 표합니다. 그리고 환자를 위해 불철주야 온 힘을 다하는 내몸사랑한의원 식구들에게도 감사를 전합니다. 이 책이 많은 사람들에게 읽혀 오래도록 건강하게 살아가는 사람들이 많아지기를, 진심으로 바랍니다.

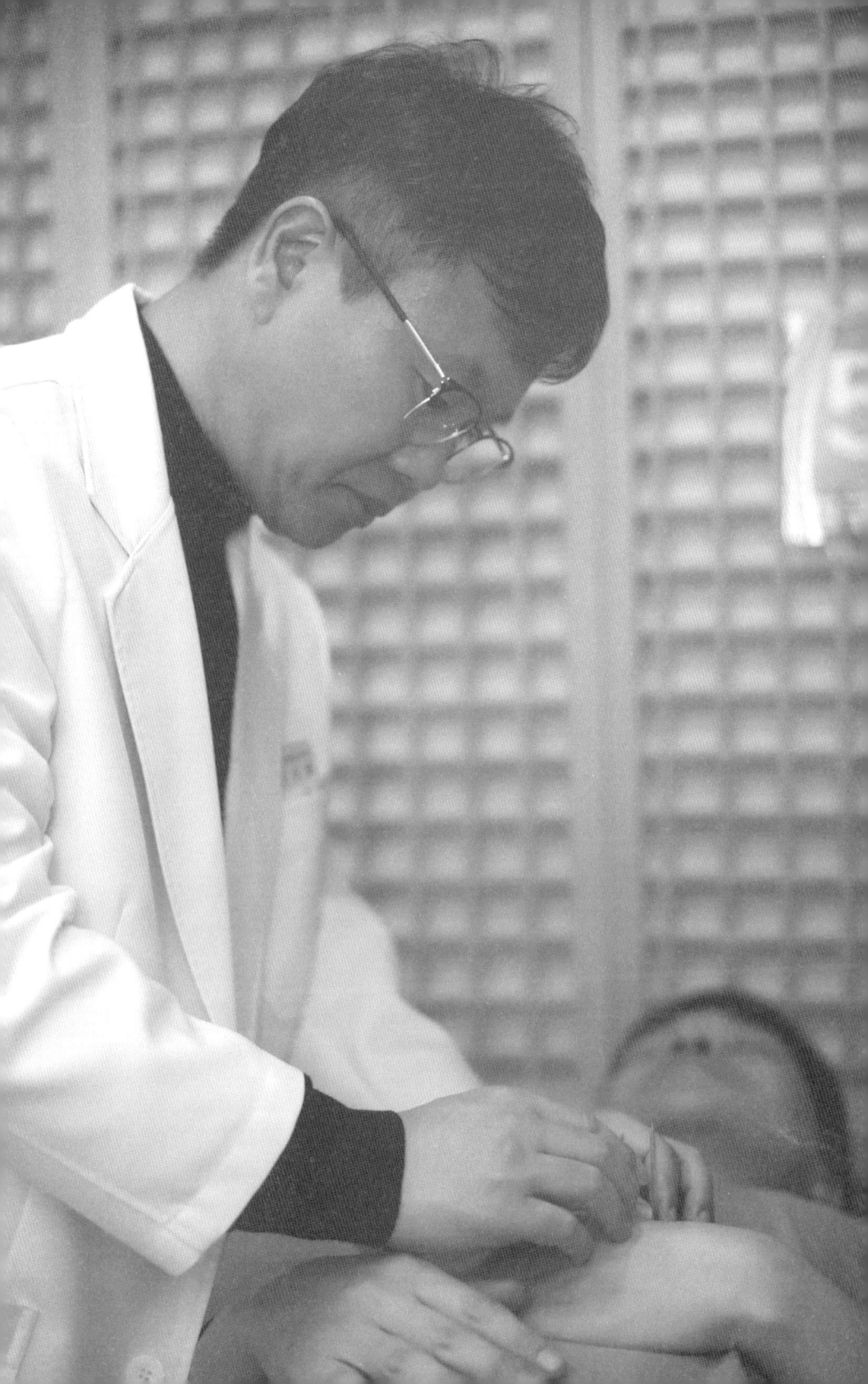

아픈 사람의 99%는 장누수다

펴낸날	초판 1쇄 2020년 1월 10일
	초판 3쇄 2024년 3월 21일

지은이 강신용
펴낸곳 내몸사랑연구소
표지 일러스트 정수빈
출판등록 2015년 10월 6일 제406-251002015000190호
(07788) 서울시 강서구 마곡중앙로 161-8 두산더랜드파크 B동 1104호
전화 02)6365-2001 팩스 02)6499-2040
onenessmedia@naver.com

ISBN 979-11-87509-44-8 (03510)

이 도서의 국립중앙도서관 출판시도서목록(CIP)은 서지정보유통지원
시스템 홈페이지(http://seoji.nl.go.kr)와 국가자료공동목록시스템
(http://www.nl.go.kr/kolisnet)에서 이용하실 수 있습니다.
(CIP제어번호: CIP2019052458)

· 책값은 뒤표지에 표시되어 있습니다.
· 잘못된 책은 구입하신 서점에서 교환해 드립니다.